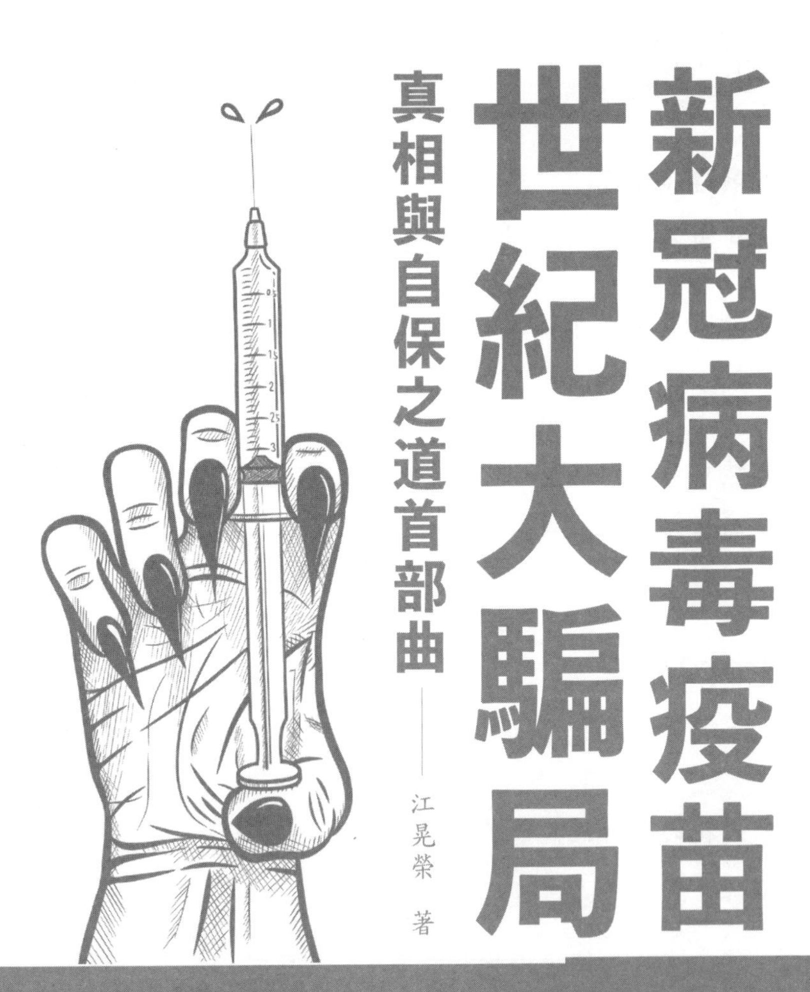

新冠病毒疫苗世紀大騙局

真相與自保之道首部曲

江晃榮 著

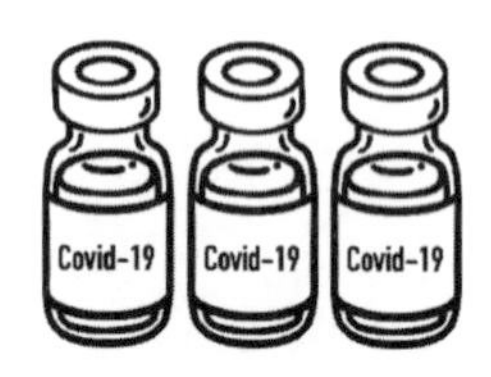

Chapter 1
人類與疾病的戰爭，瘟疫、病毒與細菌

Chapter 2
疫苗的發現歷史與演進

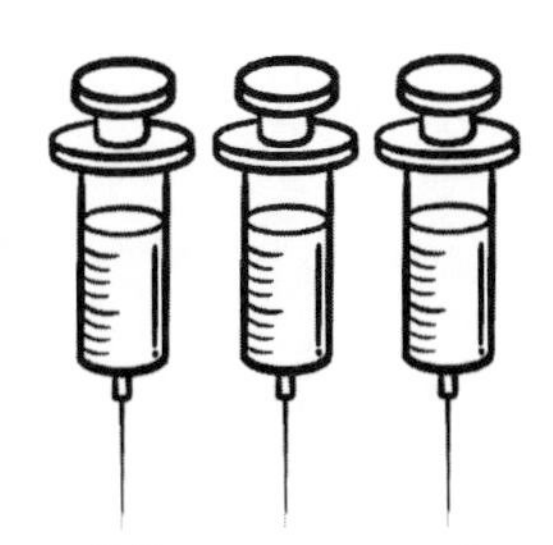

Chapter 3
新冠病毒疫苗種類與生產

Chapter 4
新冠病毒疫苗的大騙局，無效有害論

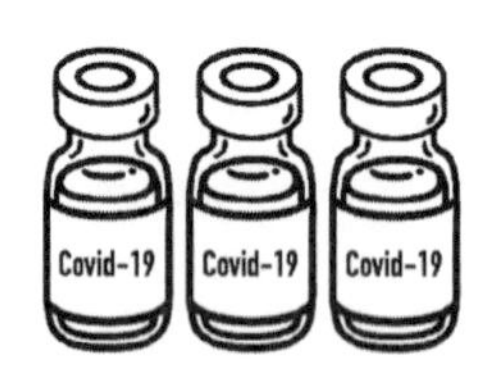

Chapter 5
新冠病毒是生化武器－削減人口大陰謀

Chapter 6
施打疫苗毒針後（排毒法）如何去除長新冠症候群

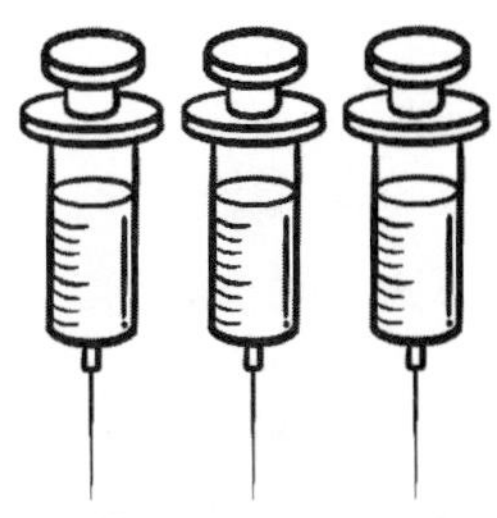

Chapter 7

抗病毒－保持免疫力自保之道

Appendix 1

Appendix 2

Appendix 3

楊署長序

地球上所有物種，最強的動力就是求生存，然而個體不能永恆，因此只得將自己的基因不斷廣泛繁衍，病毒亦是如此。

新冠疫情一開始，本人就指出，依照物種演化的原理，病毒會從毒性強但傳染力弱，往毒性弱但傳染力強演化。唯有如此，病毒才能藉由宿主，永續廣泛的繁衍下去。證諸現實，新冠肺炎從剛開始的武漢原始株，導致重症跟死亡的比率很高，但傳染力低，若干歐美人士甚至認為那是中國人的病；到英國變異成為 Alpha 病毒，傳染力增加，重症死亡降低；到印度變異為 Delta，再到南非而為 Omicron，的確是朝此方向在演變。因此世界各國，包括台灣及中國，也都先後採取與病毒共存的策略。

另一項生物演化的現象，就是所有的物種都是生態系的一環，過度擴張的物種，必遭到自然界及其他物種的反撲及抑制 (balance and check)。人類利用自然資源的科技突飛猛進，人口暴增造成地球暖化生態危機，這是對人口成長的抑制。

另一項對人類的抑制，就是各項新興傳染病，因為交通發達，可在一天內傳遍全世界 。

江博士的大作厚達 320 頁，前半屬於科普教育，介紹何謂流行病，病毒種類、疫苗的種類及製作等等，包括什麼是長新冠 (染疫後遺症及防治) 及疫苗風險等，非常適合國高中以上及社會人士研讀。

後半則進一步深度討論，此次防疫的各項缺失。例如 EUA 疫苗竟然假借公共利益之名，強制施打，否則限制上學、就業、自由移動等。以往除非是歷史悠久且成熟的疫苗，如天花、麻疹、日本腦炎等，才能予以強制，其餘如流感、肺炎鏈球菌等疫苗，雖多加宣導，但只能民眾自由選擇。

此次 EUA 疫苗強制施打是否違法，甚至違憲，值得深入探討，立法院應在新的會期加以研議。

SARS 期間，阿扁總統尚在總統府召開全國防疫會議，此次新冠疫情涵蓋之深及廣，動用社會資源之重，人命及健康之損失，千百倍於 SARS，然而小英政府卻堅持「獨裁防疫」，造成了地方與中央、民間專家與疫情指揮中心的對立 (如快篩劑及 PCR 的使用、彰化衛生局的抗體調查予以懲罰)。

資源的不當利用尚且事小，眾多生命與健康的喪失事大，陳水扁評新冠疫情防疫總指揮陳時中，是「踩著一萬人的屍體拾級而上，進軍台北市政府」，然當今執政者竟無一有羞愧意。這些損失是否應該國賠，則更值得國人深入的探討。

前衛生署長楊志良

蔡凱宙醫師推薦序

COVID 19 疫情至今已經三年多，病毒不斷地變種，數據不斷地更新！唯一不變的，是人體自然的免疫力。

如何得到終生的免疫力？

戰勝所有變種的病毒？

江晃榮教授為您找到答案！

人類用 180 年才將天花病毒絕跡於人群。

天花病毒是 DNA 病毒不易突變，人類又是唯一的宿主。所以只要人類接種疫苗到一定比例，就可以防止傳染，阻絕這個死亡率百分之 30 的可怕疾病。

COVID 19 新冠病毒是 RNA 病毒，突變速度越來越快，而且是人畜共同疾病，不僅僅疫苗研發的速度追不上病毒變種的速度。就算百分之百的人口都接種了，也有太多的野生動物仍帶著冠狀病毒；況且目前的 Omicron 變種，死亡率是萬分之四。

當您知道這些科學數據之後，

請問您願意為了疫情再打下一針嗎？

印度的北方邦，有2.4億的人口，在2021年Delta變種之時，造成嚴重傷亡。但是用伊維菌素之後，疫情很快消失。這是得諾貝爾獎的老藥物，其安全有效的驚人成果，由FLCCC醫師聯盟在全球推廣，幫助許多的患者重獲健康。

當您知道老藥新用的效果，

您有更多的醫療選擇權之後。

請問您願意為了疫情再打下一針嗎？

江晃榮教授，本著知識份子的良知，「立德、立功、立言」，為所有的台灣人，及華文讀者們出版第一本疫情的報告書，讓您再打下一針之前，有更多的思考！

祝福您平安健康！

蔡凱宙自然骨科診所院長

蔡凱宙醫師

2023/01/ 27，於台北

自序

近代科技文明始自 17 世紀的「科學革命」，如開普勒的物理天文學、伽利略和笛卡爾的幾何運動學，之後牛頓完成經典力學體系等。而隨著化學和研究技術與設施的發展，醫學也自 19 世紀以來經歷了重大變革，尤其關於傳染病的舊觀念已被微生物學和病毒學所取代。

1676 年，人類使用顯微鏡首次觀察到細菌和微生物，開啟了微生物學的科學領域，1865 年，《實驗醫學導論》出版，建立了醫學的科學方法，加上巴斯德與科霍創立了微生物學，於 1905 年共同獲諾貝爾生理醫學獎，從此以後人類知道以前的瘟疫是病原體(細菌、病毒等)所引起，因此展開了與病原體的戰爭。

這場人類病原體的戰爭互有輸贏，人類最大的勝利是消滅了天花病毒，其他利用疫苗並沒有真正戰勝病毒。

近代科技文明開始至今已超過三百年，尤其在近一百年醫學進步突飛猛進，但奇怪的是醫學愈進步，為何醫院愈蓋愈大、愈多，疾病也不減反增，甚至多了許多新興傳染病，病原體有病毒、細菌、螺旋體、寄生蟲等多種多樣，由病毒引起的新興傳染病有愛滋病、伊波拉病毒、漢他病毒、禽流感、登革熱、SARS、2019 新冠肺炎等。

1970 年生物學有了創新革命，興起了生物技術新學門，核心技術是俗稱的遺傳工程，也就是基因剪接，人類可任意將基因排列組合，塑造出所要的怪物，此一技術應用在基因結構簡單的微生物較易成功，所以研究較多，植物也已出現了基因改造食物(最著名的是黃豆)，複製動物也已成功，複製人類則因有倫理及法律限制的因素，所以都是只偷偷做而不能說，著者曾參與基因改造研究工作，研發 B 型肝炎疫苗，後覺得這是違反自然法則的就退出此研究。

新興傳染病的出現與遺傳工程技術是同步進展的，1980年俄羅斯就曾發表藉由遺傳工程改良細菌生化武器的報導，因此合理推測新冠(武漢)肺炎病毒是人造生化武器。

由於新冠肺炎病毒是人造的又是RNA病毒，所以容易突變也無法預測與掌控，而疫苗是根據最原始菌種開發的，對突變菌株不可能有效，且沒經完整臨床試驗就依「緊急授權」強迫民眾施打，這是違反人權的謀殺行為，完全圖利生產疫苗、檢驗試劑藥商，而且打壓便宜有效的「伊維菌素」藥物不用，花大錢購買同一成分老藥新包裝昂貴的新上市治療藥。

所以這是一場世紀大騙局，悲劇不斷發生，打了疫苗照樣染疫死亡，染疫後也有許多後遺症，有些馬上呈現，但更嚴重的可能目前無感的免疫力、器官的侵蝕破壞，日後才發病呢！本書有提供解針毒與提高人體抵抗力方法！

本書之成要感謝的人很多，反毒針走上街頭遊行的朋友是精神鼓勵，催生出版的有三人， 蔡凱宙醫師，徐寶玉小姐及吳紹廷先生，徐小姐更發揮愚公移山永不放棄精神，到處宣揚推廣本書，才有出版經費，其熱忱足以感動天地！

寫序及推薦的三位朋友不畏深層政府催針大環境說出真相，這三位勇者是：楊志良(前衛生署長)， 蔡凱宙醫師(蔡凱宙自然骨科診所院長)， 許榮棋(台灣之聲網路廣播電台負責人)，感謝， 再感謝！。

我多年好友張育銘記者在百忙中協助規劃發表會著者也衷心感謝！還有參與本書出版實務的Sayuri小姐，封面、編輯、印刷及出版事務皆由她一手完成。其他許多未提到的幕後推手們，著者都表示十二萬分謝意！

江晃榮序於台灣台北 2023年1月29日

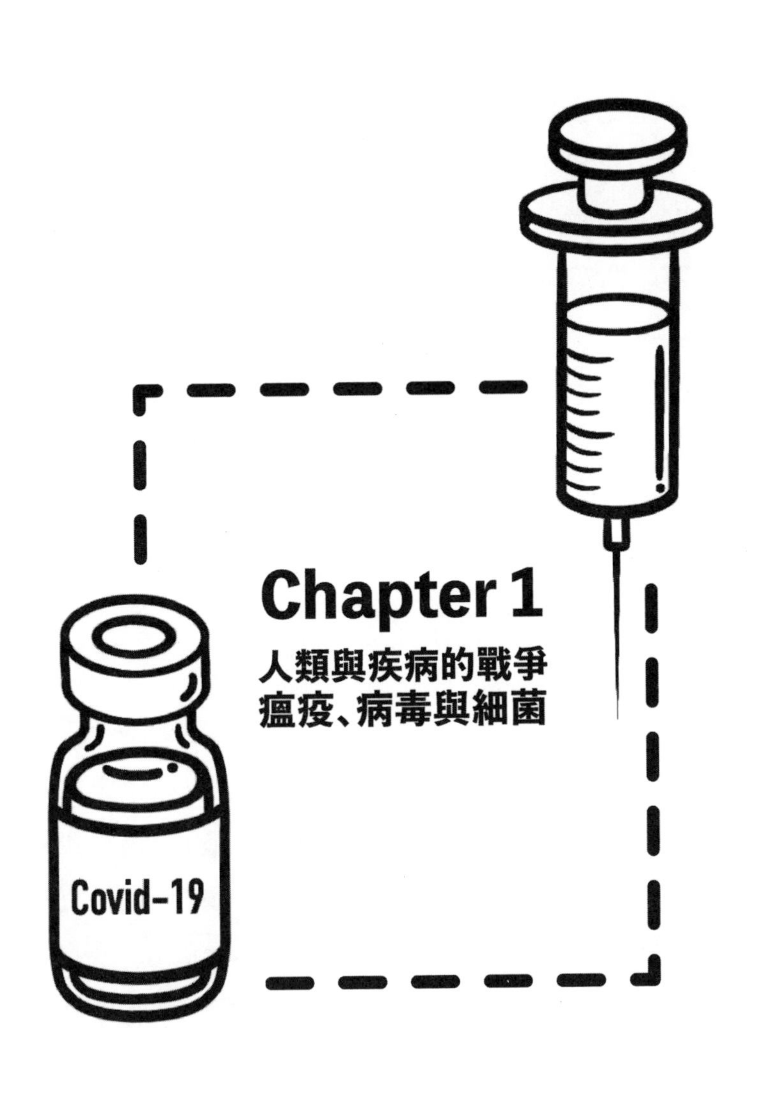

Chapter 1

人類與疾病的戰爭
瘟疫、病毒與細菌

一、歷史上的瘟疫

侏羅紀公園電影最後一句話是」任何生命均可找到出路」，這是宇宙間自然定律，所以地球上除了人類外還有其他生物，細菌及病毒為了下一代也需藉由人類大量繁殖成為疾病大流行，也就是瘟疫，所以古來即有。

瘟疫是大流行疫病之意，但卻是較籠統名詞，由瘟疫的英文來討論較為清楚，瘟疫英語叫 Pandemic，pan-的含義相當於 all，代表所有或一切，dem- 則相當於英語中的 people，亦即人民，全名就是所有人民，也就是全面普及。

另一瘟疫相關英文為 plague 是用來客觀地指「流行病」，也是比喻用法，指某種不好的事物或情況大量出現，此名詞與黑死病有關，黑死病在 1350 年前後爆發，導致歐洲各國的人口減少了將近一半，當時歐洲抗擊疫情的防護服裝，最初稱為 Plague doctor mask，為鳥頭面具服裝，面具的鳥嘴，用來裝薄荷、樟腦等氣味芳香的草藥，配套的是直筒長袍，襯裡上塗有一層厚厚的蠟質，以防止病毒侵入。

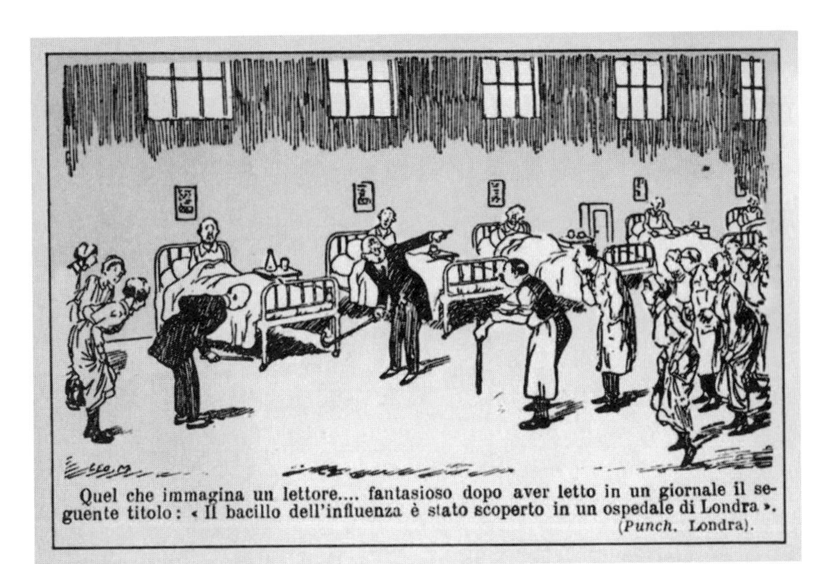

Quel che immagina un lettore.... fantasioso dopo aver letto in un giornale il seguente titolo: « Il bacillo dell'influenza è stato scoperto in un ospedale di Londra ».
(*Punch*. Londra).

瘟疫的「疫」英文為 epidemic，此字源於古希臘語，epi- 為英語的介詞 upon，Epidemic 的原本含義是，影響到很多人的疾病，相當於「流行病」，是正式醫學用語，指的是在某個社區或城市，同時出現某種疾病的大量病例。

endemic 則是另一流行病醫學用語，指地區性流行，在某些人和某些地區「經常」看到的情況，該區域被限制為小區域，患者數量相對較小，並且擴張速度相對較慢，「大流行」之前的階段，即是一種地方病。

epidemic 指傳染病在特定時期內在特定社區內的傳播，尤其是群體規模的突然擴大和發生，也就是「爆發」。

pandemic 流行病的規模不斷擴大，傳染病遍布國界和各洲，也就是全球大流行，2019 年開始的武漢肺炎即是。

18 世紀前黑死病一直被稱為 The Plague，所以黑死病曾被視為是瘟疫的代名詞，plague 這個詞語帶有「恐懼」這種情懷。

聖經中「瘟疫」兩個字出現約 60 多次，第一次提到「瘟疫」是在出埃及記第五章。當時神差派以色列人兩位領袖去見埃及王法老，請求他容許以色列人離開埃及往曠野去敬拜真神，其中出埃及記 5：1-3 說：「後來摩西亞倫去對法老說：耶和華以色列的神這樣說：容我的百姓去，在曠野向我守節。法老說：耶和華是誰，使我聽祂的話，容以色列人去呢，我不認識耶和華（神），也不容以色列人去。他們說：希伯來人的神遇見了我們，求你容我們往曠野去，走三天的路程，獻祭給耶和華我們的神，免得祂用瘟疫，刀兵，攻擊我們。」

古中國「溫病」一詞早見於和《傷寒論》，其後的醫者也曾斷斷續續提及，但到晚明「溫病」才成為重要的醫學範疇。《四庫全書總目》載《瘟疫論》的成書原因：「是書成於崇禎壬午。以四時不正之氣發為瘟疫，其病與傷寒相似而迥殊，古書未能分別，乃著論以發明之。」「瘟疫」這一疾病概念卻是晚至明崇禎年間吳有性《瘟疫論》一書問世後，才真正在醫藥典籍中被獨立論述。

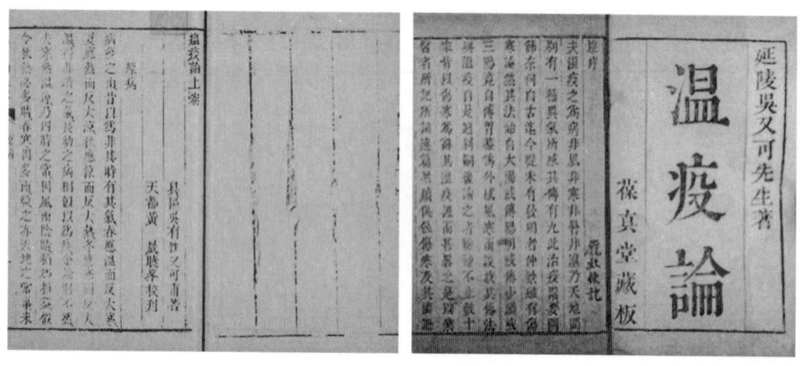

原序

延陵吳又可先生著
温疫論
葆真堂藏板

圖：明崇禎年間吳有性《瘟疫論》，清乾隆時期天都黃晟校刊醒醫六書本。

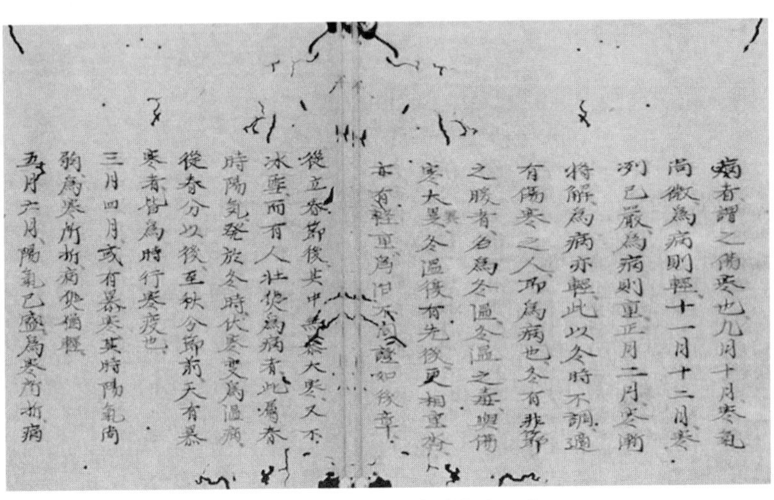
病者謂之傷寒也九月十月寒氣
尚微為病則輕十一月十二月寒
冽已嚴為病則重正月二月寒漸
將解為病亦輕此以冬時不調適
有傷寒之人即為病也冬有非節
之暖者名為冬溫冬溫之毒與傷
寒大異冬溫復有先後更相重沓
亦有輕重為治不同證如後章
從立春節後其中無暴大寒又不
冰雪而有人壯熱為病者此屬春
時陽氣發於冬時伏寒變為溫病
從春分以後至秋分節前天有暴
寒者皆為時行寒疫也
三月四月或有暴寒其時陽氣尚
弱為寒所折病熱猶輕
五月六月陽氣已盛為寒所折病

圖：漢張仲景著《傷寒論》

公元前 429 年，伯羅奔尼撒戰爭 (Peloponnesian War) 期間，希臘最大的城市雅典正與斯巴達軍隊圍攻，瘟疫大流行死傷慘重，記載於在戰爭史中第 2 卷中。

其實瘟疫不只人類有，動物也有瘟疫，植物也有類似人類瘟疫的病毒害，可見瘟疫的發生，可見瘟疫的發生與大宇宙及佛教輪迴觀有莫大關連，瘟疫之發生是宇宙地球大輪迴迎接心靈昇華的新時代。

物質不滅論是物理學「能量守恆定律」的理論基礎，如果我們用物理學的「物質不滅論」來進行解讀的話，那麼我們可以看到，既然按照物理學的説法，一切物質都是轉化了存在形式，那麼作為腦電波存在的「人類心靈」，也同樣可以看作物質，它在人死後又轉化成了什麼樣的形式呢？即使我們以科學的觀點看，我們也可以從中得到推論：靈魂是存在的，心靈世界是存在的。

瘟疫之發生正是人類靈性提升與宇宙融合的新時代，也就是人類文明提升進入另一階段的開始，也就是重生，人類進入心靈的昇華新時代，必須將無形的靈魂喚回故鄉，這一點在現階段文明世界，實證科學家是不相信也難以理解的，事實上卻是十分符合宇宙原理的。

迄今引起人類大流行的傳染病包括病毒感染，如天花、急性脊髓灰質炎（脊髓灰質炎）、麻疹、風疹、流感、愛滋病（AIDS）和鼠疫。細菌感染，如梅毒、霍亂、肺結核和流行性斑疹傷寒，以及原蟲感染的瘧疾，都是由各種病原體引起的。

愛滋病、肺結核、瘧疾、霍亂等多種傳染病仍處於全球大流行狀態，季節性流感也是年年流行，可以說，疫情仍在繼續。

近代「流行病的歷史」重要的述如下

14 世紀，黑死病（瘟疫）席捲歐洲。據説這次流行病已導致約 25 至 3000 萬人死亡，約占當時歐洲人口的三分之一。之後，瘟疫一共造成了 3 次大流行（瘟疫史）。

16 世紀，哥倫布帶來的天花肆虐美洲，使對天花沒有免疫力的土著人口減少到十分之一左右。天花的流行也摧毀了當地的政治力量，如阿茲特克和印加帝國，促成了兩國的衰落和西班牙對新世界的征服。

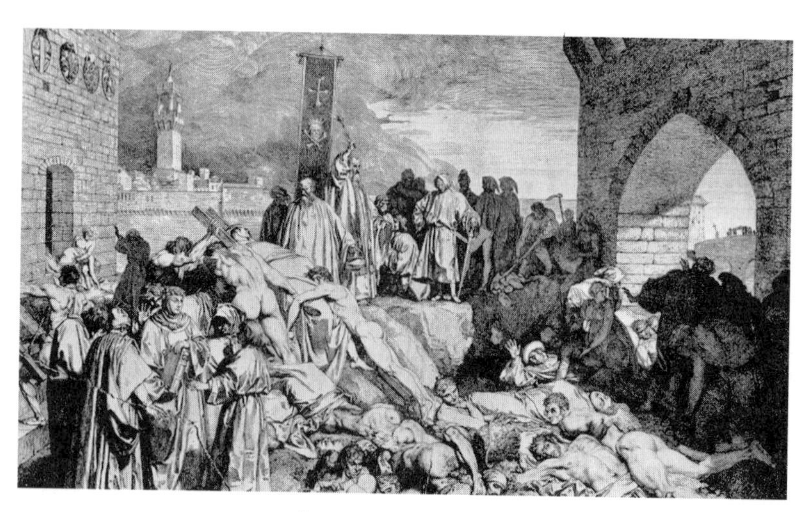

中世紀黑死病

在 19 世紀和 20 世紀期間，霍亂在不同地區造成了七次流行病。1855 年中國爆發慢性鼠疫流行，1894 年蔓延到香港，但阻止了疫情向香港以外地區蔓延也是針對傳染病的國際防疫體系的開始。

1918 年，西班牙流感（influenza）在美國爆發，由於第一次世界大戰期間美軍大規模部署到歐洲前線而被帶到歐洲，然後蔓延到其他地區世界。這場流行病一直持續到 1919 年，造成約 2 至 5 千萬人人死亡。這一時期是第一次世界大戰的末期，全面戰爭體制下軍隊和工人在世界範圍內的積極流動，使破壞更加嚴重。疫情通過鐵路、河流等交通通道，從沿海港口城市向內地蔓延。

1980 年代以來，全球愛滋病患者數量不斷增加，但在感染最嚴重的撒哈拉以南非洲地區，有些國家的總人口感染率超過 30%，幾個國家的預期壽命顯著縮短。

自 2019 年 12 月以來，由新型冠狀病毒(SARS-CoV-2)引起的急性呼吸道疾病(COVID-19)從中國湖北省東部武漢市蔓延開來。冠狀病毒的流行相當於大流行病。

二、認識病毒

病毒（virus）英文「virus」源自拉丁文「virus」，意為病毒因子，就是利用其他生物體的細胞進行自我複製的微觀傳染性結構。病毒是否活的生命有機體曾有爭議，因為沒有細胞，而細胞是生命的最小單位，也沒有生物膜、細胞器或自我增殖能。

關於病毒所導致的疾病，早在公元前2－3世紀的印度和中國就有了關於天花的記錄，1892年，俄羅斯的德米特里·伊凡諾夫斯基發現煙草花葉病的病原體可以通過細菌過濾器（材料是未上釉的黏土）而不會失去其傳染性，他認為這是一種無法用光學顯微鏡觀察到的微觀實體。但是，他並沒放棄此病原體是細菌的想法。與這項研究不同的是，1898年德國的弗雷德里希·勒夫勒（Friedrich Loeffler）和保羅·弗羅施（Paul Frosch）試圖分離出口蹄疫的病原體，發現它是一個相似的實體，並稱其為「可過濾病毒」。同年，荷蘭的馬丁烏斯·貝傑林克(Martinus Beiering)重複了伊凡諾夫斯基的實驗，並相信這是一種新的感染性物質，將同樣發現但性質不明的病原體稱為「Contagium vivum fluidum」（可溶的活菌）並進一步命名為filterable virus（濾過性病毒）。

勒夫勒認為可過濾的病原體是微小的細菌，但其他科學家認為這是分子，他認為這些分子會感染細胞並繁殖，但此一主張沒有立即被接受。

1935 年，美國溫德爾· 梅雷迪思· 斯坦利 (Wendell Stanley) 將煙草花葉病毒結晶成功，首次使病毒在電子顯微鏡下可見到。他發現的晶體也證明是具有感染的能力，也能夠像化學物質一樣結晶的生物體，此研究震驚了生物界和科學界，由於這項工作，他獲得了 1946 年的諾貝爾化學獎。

如果把病毒看成是活的有機體，它是地球上數量最多、種類最多的，如果不看成是活的有機體，個體數量最多的是微生物，物種數量最多的是甲蟲。

殘留在宿主體內的病毒衍生基因參與生物進化，也影響地球的生態系統和氣候。有些病毒是動物、植物和幾乎所有其他生物所特有的，儘管有一些病毒會引起包括人類在內的動植物的傳染病等疾病，但還有 170 萬種在野生鳥類和動物中有宿主的病毒尚未被發現或分析，其中一半存在於人和動物體內，估計有成為常見傳染病病原體的風險。

病毒是非細胞的，沒有細胞質，基本上是由蛋白質外殼和核酸組成的顆粒，依核酸差異可分為RNA病毒及DNA病毒。

DNA病毒可分為單鏈DNA病毒（無包膜）和雙鏈DNA病毒（可有包膜）。病毒都含有遺傳物質（RNA或DNA），所有的病毒也都有由蛋白質形成的外殼，用來包裹和保護其中的遺傳物質，DNA病毒較少，有B型肝炎、腺病毒、皰疹、水痘，天花、乳突病毒等，RNA病毒較多，著名的有愛滋病（AIDS）、伊波拉出血熱、嚴重急性呼吸道症候群（SARS）、2019冠狀（武漢）病毒（COVID-19）、流行性感冒、C型肝炎、西尼羅河熱、脊髓灰質炎、麻疹、登革熱等。

DNA病毒突變速度慢，較好控制，RNA病毒突變快難以掌控，研發成功實用的疫苗以DNA病毒居多，因RNA病毒突變快，RNA病毒多是單鏈，雙鏈結構的DNA受到損傷後只要留有一邊的資訊還在就可修復，而單鏈的RNA受到傷害了以後無法修復，只能「將錯就錯」，產生突變，所以其穩定性大不如DNA。

三、病毒的感染與症狀

病毒感染的第一步是吸附到其細胞表面，當病毒接觸宿主細胞時，病毒表面的蛋白質會靶向並吸附暴露在宿主細胞表面的任何分子，此時細胞側的目標分子稱為病毒的受體。病毒是否感染取決於細胞是否具有病毒受體，典型的病毒受體是流感病毒氣道上皮細胞的唾液酸糖蛋白（Sialoglycoprotein）和愛滋病毒輔助性 T 細胞表面的「表面抗原分化簇 4 受體」(Cluster of Differentiation 4 receptors，CD4 分子)。吸附在細胞表面的病毒顆粒隨後進入細胞內繁殖，入侵機制因病毒而異。

而冠狀病毒人體細胞受體是血管緊張素轉化酶 2（angiotensin converting enzymeACE2），新型冠狀(武漢)病毒(COVID-19)刺突蛋白(Spike protein，S 蛋白)對血管緊張素轉化酶 2 的結合力比 SARS 病毒高出 10 倍以上。研究顯示新型冠狀(武漢)病毒比 SARS 病毒更容易進入人體細胞，這是新型冠狀(武漢)病毒傳染性較強的主要原因。

病毒感染途徑包括飛沫感染、空氣傳播感染、接觸感染、糞口感染、經血/體液感染、媒介感染和垂直感染。

1. 飛沫傳染

這是當感染病毒的人咳嗽、打噴嚏等時，細小的飛沫（飛沫）進入周圍人的口鼻時傳播感染的途徑，流感病毒和其他病毒採用這種傳播途徑。

2. 空氣傳播感染

感染者排出的含有病毒的微細飛沫（直徑 5 μm 以下的飛沫）漂浮在空間中，被同一空間內的人吸入而感染。由於飛沫是非常小的顆粒，標準外科口罩不能防止感染。麻疹病毒、水痘帶狀皰疹病毒等均經此傳播途徑。

3. 接觸感染

病毒從感染者的手或嘔吐物、糞便或鼻涕中所含的病毒進入口或鼻傳播感染的途徑。流感病毒、德國麻疹病毒、諾羅病毒和輪狀病毒等許多病毒都採用這種感染途徑。

4. 其他

此外，還有透過血液和體液傳播的人類免疫缺乏病毒（Human Immunodeficiency Virus ，HIV）、B 型肝炎病毒（HBV）、C 型肝炎病毒（HCV）等病毒，以及通過胎盤或產道從母體傳播給胎兒的德國麻疹病毒、巨細胞病毒等病毒。有些也會引起感染的「垂直傳播」。

病毒感染的症狀因引起感染的病毒類型和感染部位而異。雖然症狀廣泛，但基本上是受感染的細胞受損，免疫系統發生反應，導致發燒、疼痛和功能障礙。例如，上呼吸道感染包括流感病毒、腺病毒、鼻病毒等感染鼻咽部粘膜的呼吸道感染，引起咽喉痛、咳嗽、流鼻涕、鼻塞、發熱等症狀。另外，在嬰幼兒和老年人中，病情惡化、炎症波及肺部、併發為肺炎的情況較多。

由諾羅病毒、輪狀病毒等引起的傳染性胃腸炎，多在秋季至冬季流行，病毒感染胃腸道細胞，出現噁心、嘔吐、腹瀉、腹痛、發熱等症狀，在嚴重的情況下，頻繁的腹瀉和嘔吐會導致脫水。

此外，麻疹病毒、德國麻疹病毒、單純皰疹病毒、水痘帶狀皰疹病毒等也可引起皮疹。眾所周知，肝炎病毒和人類乳突病毒 (HPV) 會改變細胞的特性並在很長一段時間內導致癌症。

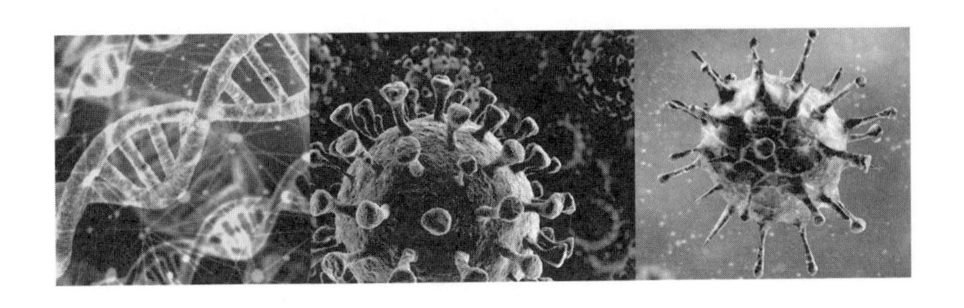

四、新興病毒的迷與惑

人類自古以來就飽受各種傳染病的折磨。痲風病、鼠疫、梅毒、天花、霍亂、肺結核、流感、等許多傳染病在世界範圍內蔓延。傳染病奪走了很多生命，有時影響很大大，以至於改變了社會。

18 世紀以來，醫學的進步導致疫苗和抗生素的發現，傳染病的防治獲得了進展。1980 年，世界衛生組織（WHO）宣布消滅天花，這一傳染病過大一度成為威脅。

但，為何科學愈進步疾病不減反增，甚至出現了所謂新興病毒感染症（Emerging virus Infectious Disease）。

新興病毒感染症是對發病突然引起人們關注的傳染病的總稱，通常是指通過人類活動在當地或國際傳播的感染而且是一個公共衛生問題。

根據世界衛生組織（WHO）的定義，新發傳染病是「在過去 20 年內新發現的一種以前不為人知的傳染病，它會造成當地或國際公共衛生問題」這種傳染病成為該定義於 1990 年首次公佈，1970 年以後發生的均按新發傳染病處理。

病原體有病毒、細菌、螺旋體、寄生蟲等多種多，由病毒引起的有愛滋病、伊波拉出血熱、拉沙熱(Lassa fever)等。

病毒：

新型流感病毒(A/H1N1)病毒、諾羅病毒感染、輪狀病毒感染、嚴重急性呼吸系統綜合症（SARS）、中東呼吸系統綜合症（MERS）、新型冠狀（武漢）病毒感染（COVID-19）、愛滋病（AIDS）、成人T細胞白血病（ATL）、病毒性肝炎、茲卡熱（ Zika fever ）、西尼羅河熱、發熱伴血小板減少綜合症(Severe Fever with Thrombocytopenia Syndrome，SFTS)，2009年大流行流感、禽流感、漢他病毒肺綜合症、拉沙熱、伊波拉出血熱、尼羅病毒感染等。

細菌：

腸出血性大腸桿菌（O157等）感染、幽門螺旋桿菌感染、彎曲桿菌症(Campylobacteriosis)、退伍軍人菌肺炎、耐多藥肺結核、耐甲氧西林金黃色葡萄球菌（Methicillin-resistant Staphylococcus aureus，MRSA）感染、暴發性溶血性鏈球菌感染、日本斑疹熱等。

寄生蟲：

隱孢子蟲病

朊病毒 (prion)：

庫賈氏症 (Creutzfeldt-Jakob disease ，CJD)

令人迷惑的是新興病毒來自何方？一說已經在地球上存在了幾十億年了，因生態遭人為破壞才由休眠狀態復活，也就是說，人類直到最近幾年才遇到或認識這種傳染病。

另一說法是實驗室中所改造的「人工病毒」。

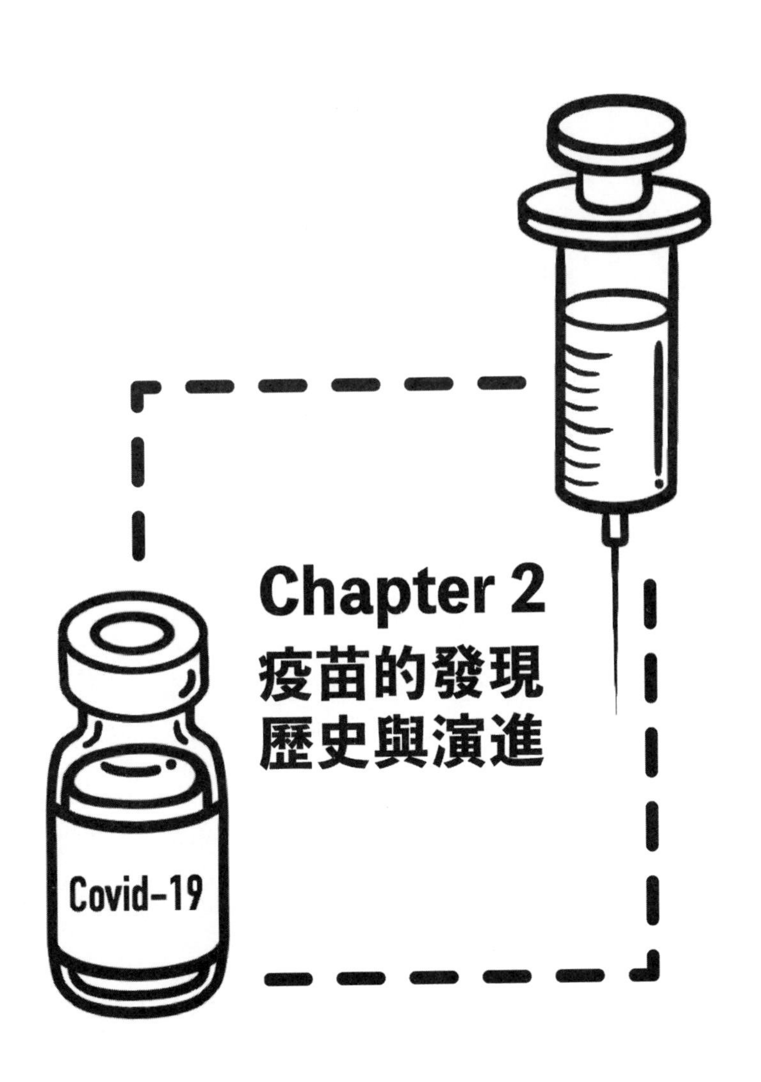

Chapter 2
疫苗的發現歷史與演進

一、天花的流行促使最早疫苗的誕生

疫苗產業的推手－天花傳染病

天花（variola、smallpox）是由天花病毒引起的傳染病之一，天花的拉丁名稱為「Variola」，源自意指「圓點」的「varius」或「疙瘩」的「varus」一字。英文世界一直稱其為「痘病」（Pox）或「紅瘟疫 」（Red Plague），直到15世紀英國人首度使用「Smallpox」一字為止，此稱呼旨在將之與時稱「大痘病」（Great Pox）的梅毒加以區分。

天花對人類的傳染性很強，會導致全身長膿疱，致死率非常高，平均約為20%至50%，即使病痊癒了，也會留下疤痕（通常稱為皮疹），以臉部居多、尤如痲臉。天花也是人類歷史上第一件經世界衛生組織（WHO）於1980年成功根除的唯一一種傳染病。

天花病毒是一種DNA病毒，直徑約為200奈米，是目前最大的病毒之一。天花原型病毒極有可能是從駱駝進入人體內，並在人體內發生變異成為天花病毒。天花病毒只在人類中感染並引起疾病，但是當膿疱的內容物移植到兔子的角膜中時，就會形成稱為帕西尼氏小體

（Pacinian corpuscle，皮膚上一種被囊神經末梢）的包涵體，這是天花病毒的主體，還有牛痘、猴痘、駱駝痘等相關疾病。

猴痘病症往往非常嚴重可以危及人類生命，但其他密切相關的疾病如牛痘和駱駝痘也可以感染人類，但症狀非常輕微，如微發燒和水疱，此外，由此產生的免疫力與天花相似，利用這一特性才建立了預先給人類接種牛痘疫苗接種法，也實現了天花的根除。

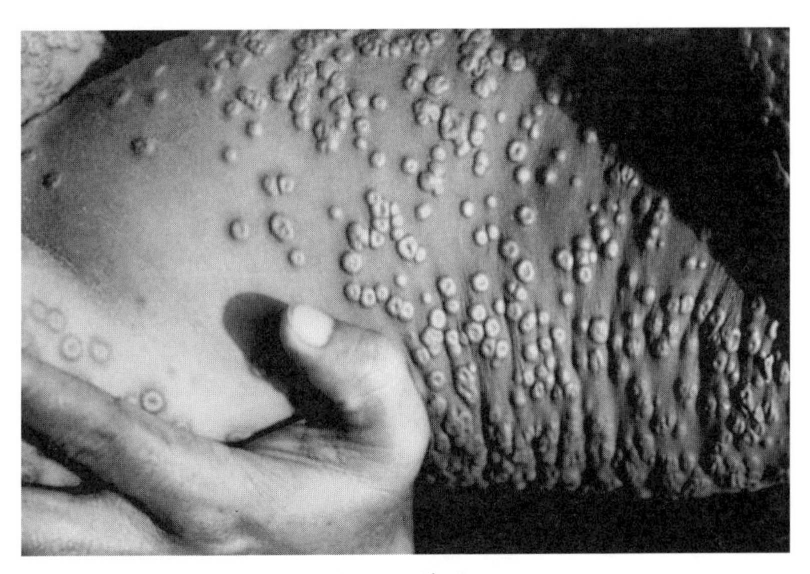

圖：天花痘

天花痘

天花病毒具有高度傳染性，即使是從患者身上脱落的痂也可以在一年多的時間裡保持傳染性，接種疫苗是預防天花最好的方法，但天花疫苗的有效期約為 5 至 10 年，如果接種過多次疫苗的人感染了天花，稱為假痘，症狀很輕微，不留疤痕，也不可能傳染給他人。

天花的確切起源不詳，但最早的天花記載是古印度及古埃及或為天花的起源地，公元前 1500 年的一份印度醫學文獻記載了一種疑似天花的疾病，當時是公元前 1350 年赫梯人 (hittite people) 與埃及的戰爭。而最早確認死於天花的是公元前 1100 年代死於埃及的拉美西斯五世，在他的木乃伊身上發現了天花痕跡。

伊斯蘭聖書古蘭經的大象章節描述了公元 570 年左右埃塞俄比亞人 (Ethiopians) 對麥加的襲擊。埃塞俄比亞軍隊對麥加守軍有軍事優勢，但真主派鳥群（阿巴比勒）向埃塞俄比亞士兵的頭上扔石頭。有説法稱他們撤退了，有一種理論認為，埃塞俄比亞軍隊中的天花流行被描繪成一個神聖的奇蹟。

公元前 430 年古希臘的「雅典瘟疫」也被稱為「雅典瘟疫」，但有記載的症狀表明它是天花。從 165 年開始肆虐羅馬帝國長達 15 年之久的安東尼瘟疫，又稱天花，至少造成 350 萬人死亡。

之後，自 12 世紀十字軍遠征帶入後，屢屢流行，逐漸確立，幾乎所有的人都受到影響。路易十六的祖父，法國波旁王朝的路易十五，被稱為瑪麗· 安托瓦內特的妃子，於 1774 年死於天花，享年 64 歲

哥倫布登陸美洲後，天花隨著白人殖民入侵美洲，沒有免疫力的美洲原住民造成了毀滅性的破壞，不僅是白種人，從非洲大陸當奴隸帶來的黑人也成了傳染源。

天花病毒傳到中國的時間大約是在漢代，當時稱為「痘瘡」，晉代知名道士葛洪（283 － 343 年）曾記錄下當時天花大流行的景況

第一個正式歷史記載是 495 年南北朝時期的齊國與北魏交戰而盛行。頭部和臉部出現皮疹，蔓延至全身，造成許多人死亡，倖存者傷痕累累，顯然是天花。之後，在很短的時間內風靡中國大陸，並於 6 世紀上半葉傳到朝鮮半島。

日本第一次流行病發生在6世紀中葉，當時許多移民的遷移。彌勒菩薩像是在敏達天皇批准弘法的同時從新羅（朝鮮歷史上的國家之一）送來的，也帶來天花，《日本書紀》中記載：「生瘡將死者，如燒、打、壓」，意思是生瘡，伴重症，疼痛和高燒。

最早的疫苗—天花疫苗

人類早就憑經驗知道天花痘具有很強的免疫力，甚至在現代醫學建立之前，古印度就已經進行了通過接種到人體並引起輕微症狀來獲得免疫力的方法。曾時的種痘就是採取患者身上自然長出的天花膿汁、結痂以此做為痘苗，再讓接種者接觸以出現症狀較為輕微的痘，從中得到天花的免疫力。當時稱這種疫苗接種方式為「人痘法」，做為痘苗的痂或是膿汁則稱為「時苗」。但人痘接種法的風險相當大，基本上和得到天花沒有太大區別，致死率也相當高，古載「苗順者十無一死，苗兇者十只八存」，接種死亡率約 20%。

這種接種人痘的方法在 18 世紀上半葉被帶到英國，然後又被帶到美國，對預防天花非常有用。但是，雖然是輕微的，但實際上卻感染了天花，所以出現了人沒治好就死了的情況，統計數據顯示，接種疫苗的人中約有 2% 死亡，這是一個安全問題。

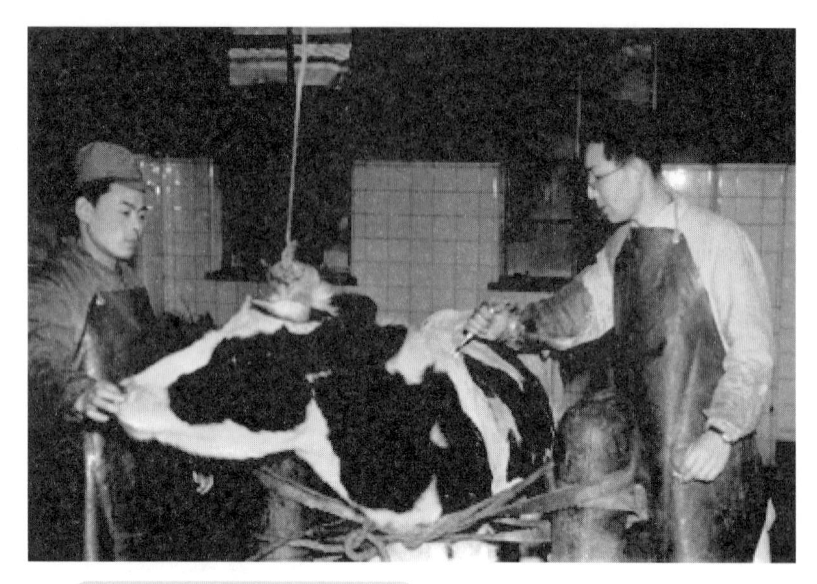

十九世紀生產天花疫苗

自 18 世紀中葉以來，人們就知道那些感染了牛痘的人不會感染天花，天花就是牛受病毒感染的疾病，也會影響人類，但症狀輕微且會留下疤痕。1796 年，專注於這一事實並進行研究的英國愛德華· 詹納 (Edward Jenner) 醫師發現擠牛奶的女工很少染上天花。

因為那些女工整天與牛群接觸，常會染上牛痘；而染上牛痘以後就不會罹患天花了。接著對一個八歲的男孩接種了牛痘膿液，隨後又接種了天花膿液，結果發現他沒有染天花，導致了天花疫苗的研製，這是第一種人類疫苗，並開闢了透過接種牛痘（疫苗接種）來預防天花的途徑。他將此物質命名為「疫苗」（英文為「vaccine」，取自拉丁文中意指「牛」的「vacca」一字）。

詹納寫了一篇論文，寄給英國皇家學會，但無人理會，於是他在 1798 年發表了《牛痘成因與影響研究》，廣泛宣傳了這種接種方法。儘管當時一些醫學界一直反對，但接種牛痘比直接接種天花更安全、更有效，因此這種方法不僅在英國流行，而且迅速傳播到歐洲，從此成為主流。此後，自 1930 年代以來的研究顯示，用於接種疫苗的病毒是一種稱為牛痘病毒的病毒，不同於天花病毒，但卻是近親，詹納也對牛痘病毒的起源進行了各種研究。在此期間，人們認為牛痘病毒變異成為痘苗病毒，發現使用的痘苗病毒和馬痘病毒的基因組 99.7% 相同，痘苗病毒其實是馬痘病毒或密切相關的病毒。也就是說，詹納接種的不是牛痘病毒，而是碰巧感染了牛並以此為疫苗的馬痘病毒，而牛痘病毒從未被用於作為接種疫苗之用。

詹納的論文於 1799 年在維也納被翻譯成拉丁文，即發表後的第二年，隨即被翻譯成德語，1800 年被翻譯成法語和意大利語，1801 年被翻譯成荷蘭語和西班牙語，1803 年被翻譯成葡萄牙語。痘苗也差不多同時到達各國，1800 年法國、德國、西班牙、美國開始接種，1801 年則是俄羅斯、荷蘭、丹麥、瑞典。

美國第三任總統湯馬斯· 傑弗遜(Thomas Jefferson)是美國第一批接種疫苗的人之一，1805 年，拿破崙命令全軍接種疫苗，此外，西班牙在 1802 年實施了一次遠航，將豪豬帶到了偏遠的西班牙領土，從而將豪豬帶到了包括拉丁美洲和菲律賓在內的許多地區。隨著高度安全可靠的預防方法的建立，天花流行此後逐漸消失。天花疫苗的研製，為人類提供了對抗流行病的有力對策，也就是疫苗和預防接種。

與人類纏鬥數千年的天花病毒，終於在 1980 年 5 月 8 日由世界衛生組織(WHO)宣布，天花正式成為第一個於世上絕跡的傳染病。

二、疫苗抵抗病毒原理

人體抵抗外來入侵病原體是靠免疫力，主要是白血球，白血球細胞是免疫細胞，可以不斷保護生命免受侵入人體的病毒和細菌的侵害。在體內，多種免疫細胞群密切合作對抗異物。

白血球（免疫細胞）有下列類型：

1. 樹突狀細胞（Dendritic Cells，DC）

存在於暴露外界空氣的鼻腔、肺、胃、腸、皮膚等處的細胞。顧名思義，它的特徵是在其周圍延伸出樹枝狀突起（樹突）的形態。樹突狀細胞具有攝取異物並將異物的特性（抗原）傳遞給其他免疫細胞的功能，吸取了抗原的樹突狀細胞可遷移到淋巴結和其他淋巴器官，並將抗原信息傳遞給 T 細胞和 B 細胞，進而激活這些免疫細胞，活化的 T 細胞和 B 細胞攻擊外來物質。

2. 巨噬細胞（macrophage，縮寫為 mφ）

巨噬細胞是變形蟲樣細胞。當發現侵入體內的異物時，它會將其吸收並消化（吞噬作用），某些巨噬細胞可透過在細胞表面顯示外來物質（抗原）的特徵，將外來敵人的存在傳達給其他免疫細胞。此外，它還與其他免疫細胞協同參與產生激活免疫細胞的細胞因子（cytokine，CK），如腫瘤壞死因子 TNF-α(Tumor Necrosis Factor-α)、白血球介素（interleukin，又稱介白素）和干擾素（Interferons，簡稱 IFN）。

3.T 細胞

功能為發現並消除被病毒感染的細胞。

T 細胞分為三種：殺傷性 T 細胞、輔助性 T 細胞、調節性 T 細胞（regulatory T cells）。

(1). 殺傷性 T 細胞

具有「殺手」的功能，從樹突狀細胞接收抗原信息，粘附並消滅被病毒感染的細胞和癌細胞。

(2). 輔助性 T 細胞

可從樹突狀細胞和巨噬細胞接收有關外來物質（抗原）的信息，產生細胞因子等免疫刺激物質，設定攻擊策略和發出命令。

(3). 調節性 T 細胞

為防止殺傷性 T 細胞過度攻擊正常細胞，抑制殺傷性 T 細胞的活性，導致免疫反應終止，發揮適時停止的作用。

4.B 細胞

B 細胞是產生抗體的免疫細胞，由造血幹細胞產生，接受樹突狀細胞的指令，產生只攻擊外來敵人和異物的抗體，有助於排除異物。此外，每一個 B 細胞都有其所產生的特定類型的抗體，只有當與 B 細胞能夠產生的抗體相匹配的外敵出現時，它才會激活並產生抗體。

5. 自然殺手細胞

（natural killer cell 簡稱 NK 細胞，NK cell）

自然殺手細胞能不斷地在身體內部巡邏，一旦發現有被病毒感染的細胞，就會主動出擊。與 T 細胞不同，不需要別人的指令，可以自行攻擊入侵者和外來物質，因此得名「自然殺手」。

人體的免疫系統有如國家軍隊般可抵抗外來侵略，可分為兩種，即先天及後天免疫系統，前者與生俱來，原因要問創造人類者才知，如白血球或自然殺手細胞屬於先天統一防衛的功能，可以隨時抵抗外來病毒、細菌與病原體的攻擊，但沒專一性，也就是不會針對入侵過某種病毒、細菌產生記憶力，但在人體受到外來感染時，就會發揮攻擊，吞噬外來的細菌或病毒，如感冒咳出的痰帶黃色，即表示有細菌感染，痰液中含膿就是白血球與細菌打戰後兩者屍體混合物及粘液所組成。

後天免疫系統相關細胞就是白血球中的淋巴細胞，也就是大家常提到的 T 細胞和 B 細胞，後天免疫細胞能記憶「單一特定」病原體，並在此外來異物進入人體後可抵抗去除，施打疫苗目的在訓練人體後天免疫細胞記憶單一特定病原體，並且提供「長期」的保護作用，所熟知的種牛痘防天花病毒或 B 型肝炎疫苗打一劑，就終生有記憶，沒聽過打第二、三劑的（有些醫生建議 B 型肝炎疫苗要打三劑）。

DNA 病毒突變速度慢，較好控制，RNA 病毒突變快難以掌控，研發成功實用的疫苗以 DNA 病毒居多，因 RNA 病毒突變快，一旦突變原先疫苗訓練的記憶就喪失了，最多只有模糊記憶而已。

免疫力是一種自我防禦系統，不斷監測和排斥體內已經發生的癌細胞和從外界侵入的細菌和病毒。免疫系統的機制非常複雜，許多免疫細胞相互合作。「在人體中，每天都會產生癌細胞等異物（對身體造成傷害的細胞）。那麼為什麼大多數人不會生病呢？這是因為各種免疫細胞協同工作以殺死病原體。如果免疫系統從體內消失，我們很快就會生病。」免疫系統在 15 歲時發育成熟。20 歲之後，免疫系統開始衰退。

當免疫系統減弱時更容易感染病毒和傳染病，皮膚粗糙，容易出現過敏症狀（花粉症、過敏症等）、腹瀉及疲勞等。

三、傳統疫苗的演進與施打政策

自從有了疫苗生產技術之後，各種疫苗相繼問世，除了傳統疫苗之外，1980 年後利用包括遺傳工程及細胞培養技術在內的生物技術生產更多疫苗，疫苗產業成為藥廠高獲利來源之一。

目前全世界各國都有為出生嬰兒施打疫苗政策，以台灣為例，分公費疫苗及自費疫苗，公費疫苗有11種（包含B型肝炎免疫球蛋白、流感疫苗），自費疫苗有5種（包含流感疫苗、不包含其他特殊疫苗，例如，黃熱病、小兒麻痺等）。

公費疫苗
（0 至 27 個月）

B 型肝炎疫苗

防止肝的細胞受到病毒感染，導致細胞變質、壞死。
施打時程：出生滿 24 小時、滿 1 個月、滿 6 個月。
另有 B 型肝炎免疫球蛋白，若媽媽為 B 型肝炎帶原者，寶寶要在出生滿 24 小時內施打，降低垂直感染機率。

五合一疫苗

可同時防範白喉、破傷風、非細胞性百日咳、b 型嗜血桿菌、不活化小兒麻痺等傳染病。
施打時程：出生滿 2 個月、滿 4 個月、滿 6 個月、1 歲半。

13 價結合型肺炎鏈球菌疫苗

肺炎鏈球菌可能會引發嚴重的肺炎，還有敗血症等併發症。
施打時程：出生滿 2 個月、滿 4 個月、滿 12-15 個月（只有第 3 劑需自費）。

卡介苗

作用：防止結核性腦膜炎等嚴重的併發症，像是肺結核等等。
施打時程：出生滿 5 個月。
特別的副作用：接種後 1 至 2 週內，注射部位會呈現一個小紅結節，之後逐漸變大，微有痛癢但不發燒。4 至 6 週後會變成膿瘍或潰爛平均 2 至 3 個月會自動癒合結痂，留下一個淡紅色小疤痕，經過一段時間後會變膚色。

公費疫苗

（12 至 27 個月）

水痘疫苗

年齡越大的孩童，感染水痘就會越來越嚴重，有打疫苗可以減輕感染時的嚴重程度。
施打時程：出生滿 12 個月。

麻疹、腮腺炎、德國麻疹混合疫苗

麻疹、腮腺炎、德國麻疹是飛沫傳染疾病，會出現發燒、頭痛、起疹子等症狀，嚴重的話可能會有肺炎、腦炎等併發症，
施打時程：出生滿 12 個月。
特別的副作用：偶有引起發燒、暫時性關節痛、關節炎及神經炎等副作用。

A 型肝炎疫苗

麻疹、腮腺炎、德國麻疹是飛沫傳染疾病，會出現發燒、頭痛、起疹子等症狀，嚴重的話可能會有肺炎、腦炎等併發症，
施打時程：出生滿 12 個月、1 歲半（2 劑需相隔 6 個月）

日本腦炎疫苗

日本腦炎是病毒的急性傳染病，病毒會應由蚊子叮咬傳染給人類。
施打時程：出生滿 15 個月接種第 1 劑，間隔 12 個月接種第 2 劑。

（5 歲至入學前）

白喉、破傷風、非細胞性百日咳、不活化小兒麻痺混合疫苗

同時預防白喉、破傷風、百日咳、小兒麻痺以及 b 型嗜血桿菌等 5 種傳染病。
施打時程：出生滿 5 歲至入國小前打 1 劑。

自費疫苗
（12 至 27 個月）

口服輪狀病毒

輪狀病毒會引起嘔吐、水瀉、發燒、腹痛、食慾不振、甚或脫水，接種疫苗可減少感染機率。
施打時程：有分 2 劑型或 3 劑型。出生滿 6 週至 24 週第 1 劑，隔 4 週施打下 1 劑。
特別的副作用：腹瀉。

水痘疫苗

可以減輕感染時的嚴重程度。
施打時程：可在出生滿 4 歲至 6 歲打第 2 劑。

13 價肺炎鏈球菌疫苗

肺炎鏈球菌可能會引發嚴重的肺炎，還有敗血症等併發症小孩一出生還沒長大就施打這麼多疫苗，贊成人士認為剛出生的小寶寶因為免疫系統還沒發育完全，容易受到傳染病入侵引起疾病，施打疫苗就為了讓身體的免疫系統，先認識外來的病毒或是細菌，當之後再遇到相同的病菌，身體就可以很快的啟動免疫系統，抵抗外來物，守護寶寶的健康。但施打這麼多疫苗到底利弊如何沒人能說清楚，看到的只是政府及媒體不斷宣揚疫苗顯而易見的好處，也推動了強制接種的推廣，但真相呢？疫苗是否毒針呢？

歷史上反疫苗運動在部分醫生和宗教領袖帶領下曾經聲勢浩大，但己式微。

疫苗是一種「以毒攻毒」的方式，一旦注入人體的病毒於體內活化，那就失去接種疫苗的意義。因此，疫苗當中就需要添加一些能夠抑制病毒活化的成分。

例如在製造流行性感冒疫苗時，製藥公司有時候會添加福馬林來抑制病毒活化。事實上，福馬林是一種致癌劇藥。除此之外，疫苗當中也可能含有鋁或汞等各種有害人體健康的物質。唯一能夠確定的是疫苗副作用風險相當高，即使過去都沒出現過副作用，或是大部分接種疫苗的人都沒出現異狀，但這也不代表「自己當下的身體狀態」在日後絕對不會出現可怕的副作用。目前已經有相關報告指出，某些疫苗成分會引發過敏反應（過敏性休克）、格林 - 巴利症候群（Guillain-Barre syndrome，GBS 又稱脫髓鞘多發性神經炎），是末梢神經發生病變所引起的難治性疾病以皮黃疸、肝功能障礙、氣喘、腦炎或腦部病變等重大副作用。

流感疫苗，及其它疫苗也都有相關副作用報告。例如，近年來成為民眾關注焦點的子宮頸癌疫苗也一樣，接種子宮頸癌疫苗之後，有 4% 的民眾會出現嘔吐、關節痛以及局部疼痛等副作用。從副作用發生機率來看，這是相當高的比例。此外，也曾有報告指出，部分民眾在接種子宮頸癌疫苗後會出現身體痙攣等不隨意運動、格林 - 巴利症候群或是急性瀰漫性腦脊髓炎(acute disseminated encephalomyelitis，ADEM) 等重大副作用。

2011 年時，日本有女中學生在接種子宮頸癌疫苗之後不幸死亡，由於該名女學生原本就罹患心臟疾病，因此醫師判定與疫苗沒有關連性，但死者確實是接種疫苗後才死亡，因此，可能是在死者接種疫苗後，疫苗在她體內引發致死的化學反應。有鑑於此，日本於 2013 年 6 月 4 日召開一場專家會議，會議中有專家認為在過去，原因不明的持續性疼痛症狀可能和子宮頸癌疫苗有關。

而在後來的研究中，研究人員發現也患者在接種之後，其體內便出現引起子宮頸癌的人類乳突病毒（Human papillomavirus，縮寫： HPV ）的病毒樣顆粒。透過這些研究結果，專家更清楚接種子宮頸癌疫苗後的副作用發生機率等問題，因此，在能夠提供完整且適當的資訊之前，不應該積極推動接種子宮頸癌疫苗。

引發子宮頸癌的人類乳突病毒並不是新型病毒，而且也不是近年來才突然激增。人類乳突病毒從以前就存在，而且是隨處可見的病毒，並有無數女性曾經感染，換言之，即使感染病毒也不一定會罹患子宮頸癌。即便如此，罹患子宮頸癌的患者仍然不斷增加。不過這並非病毒引起，反而可能與現代女性免疫力下降有關。

因此，與其透過接種疫苗的方式來預防病毒感染，不如先從提升免疫力的角度著手。接種疫苗後出現重大副作用或健康嚴重損害的機率高達 4%，當然是不要接種疫苗會比較好。

或許有人會認為，正是免疫力偏低才更應該接種疫苗以預防感染。然而，別忘記疫苗的副作用可能會對於我們的日常生活也產生不良影響。

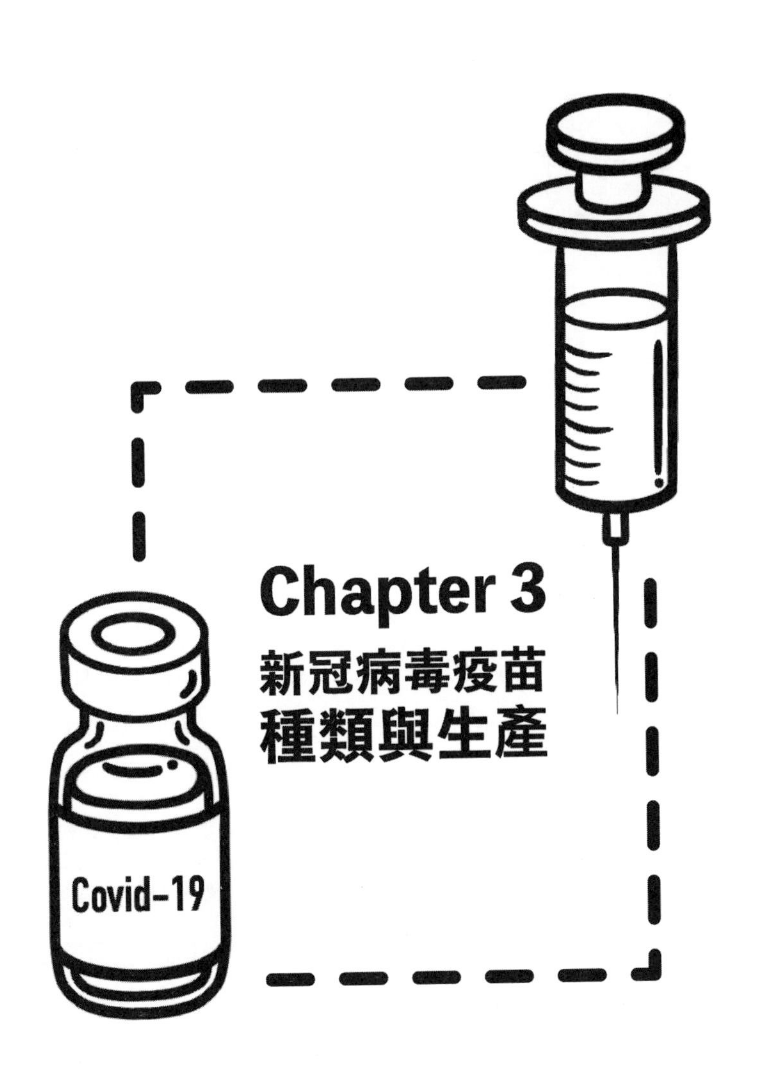

Chapter 3
新冠病毒疫苗種類與生產

一、新冠病毒疫苗種類

疫苗就是俗稱的「預防針」，即將經處理過病毒的全部或一部分打入人體，刺激後產生抗體，未來若有病毒入侵，之前已產生的抗體便能抵抗入侵的病毒而不會得病。

理論上病毒全部或一部分打入人體前要先處理才不會發病(但需加入汞或甲醛的親戚等)，科學是有盲點的，常發生意想不到的問題，更何況病毒全部或一部分打入人體會有殘毒留體內。

病毒都含有遺傳物質（RNA 或 DNA），所有的病毒也都有由蛋白質形成的外殼，用來包裹和保護其中的遺傳物質，武漢肺炎病毒蛋白質外殼的一部分為棘蛋白。

只有蛋白質才能刺激人體產生抗體，RNA 或 DNA 都不行，蛋白質如何產生？是由 mRNA(訊息 RNA) 指揮產生，而 mRNA 則由 DNA 指揮產生，所以直接注入病毒的蛋白質可直接刺激人體產生抗體，若用 mRNA 或 DNA 也可經一步或二步驟合成病毒的蛋白質。

目前武漢(新冠)疫苗主要可分為「全病毒疫苗」、「mRNA 疫苗」、「腺病毒載體疫苗」與「蛋白質次單元疫苗」四種。

全病毒疫苗：

如中國大陸科興疫苗，將全病毒減毒或不活性化，這種方法已有 200 年歷史，發展得相當成熟，廣泛用於製造天花、德國麻疹、狂犬病、流感和黃熱病疫苗。全病毒疫苗過去較少發生問題，但由於武漢(新冠)病毒是人造的，存在著許多違反自然變數，如失去功效且病毒留在人體是造成長新冠原因之一等。

mRNA 疫苗：

如莫德納 (Moderna)、輝瑞 BNT 疫苗。病毒表面棘蛋白的遺傳信息 mRNA 經過修飾後包在奈米脂質微粒中再注入人體，人體細胞會依據這些 mRNA 來製造病毒的棘蛋白，刺激人體免疫系統針對這些病毒蛋白產生相對應的抗體，但病毒的棘蛋白留在人體是造成長新冠原因之一。

腺病毒載體疫苗：

如 AZ、嬌生疫苗。這是利用腺病毒攜帶有能產生棘蛋白的 DNA，接種後在人體細胞內先合成 mRNA，再製造棘蛋白，並自人體細胞釋出，誘發人體免疫系統產生保護力對抗病毒入侵。腺病毒有如渡河用渡船，將武漢（新冠）病毒的 DNA 送進人體，腺病毒載體疫苗後遺症更嚴重，因有病毒的 DNA、mRNA 及棘蛋白殘留體內。

蛋白質次單元疫苗（又稱次蛋白疫苗）：

高端、聯亞、國光、法國賽諾菲 (Sanofi) 疫苗。是用武漢（新冠）病毒的棘蛋白以基因剪接法接到酵母菌或動物細胞內生產得疫苗抗原，接種後引起抗體免疫反應，並藉由佐劑加強免疫反應，產生人體之免疫保護力，B 型肝炎疫苗是用此法生產的。

次世代疫苗：

次世代疫苗(next generation vaccine)又稱為雙價疫苗(bivalent vaccine)，全世界衛生單位部已經認清：「疫苗研發永遠跑不贏病毒變異」的事實，所以才有次世代疫苗的出現，也就是疫苗中有2種病毒抗原，價數即代表疫苗中所含的抗原種類。因為新冠病毒omicron變異株的變異位置主要在棘蛋白上，所以目前新冠次世代疫苗皆指含原始株（武漢病毒株）及Omicron變異株製成的疫苗，所以是雙價疫苗。

對於病毒易變異疫苗都有次世代疫苗，除了新冠疫苗，流感疫苗也有三價、四價疫苗，人類乳突病毒(HPV)疫苗已發展到九價疫苗。新型冠狀病毒的新變異毒株一Omicron毒株的出現，警告人們絕對有必要開發一種不易受病毒快速變異影響的疫苗。大多數所謂的第一代疫苗針對的是新型冠狀病毒用來進入人體細胞的刺突蛋白。科學家們對Omicron菌株更加警惕，因為的突變比它任何前輩都多得多，其中包括超過30個刺突蛋白。

二、新冠病毒疫苗生產法

疫苗是將病原體減弱、消除或改善的情況下再注射人體的，為了生產疫苗，需要先製造大量的病原體。

較傳統方法是孵化蛋培養法，也就是使用受精雞蛋的生產方法，H1N1 流感疫苗是使用孵化雞蛋培養方法生產的。

迄今為止，所有疫苗都是通過使用雞蛋或動物細胞培養病毒來製造的。

另一方面，新冠病毒疫苗其中一種 mRNA 疫苗，不是病毒本身，而是病毒外部蛋白質的對應藍圖，基於這個藍圖，人體會製造蛋白質來記憶病毒，當有新的病毒進來時，就能像異物一樣應對。

與細菌不同，病毒只能在活細胞中繁殖，因此，要製造針對病毒性疾病的疫苗，首先需要有大量的「細胞」供疫苗病毒生長。

人類早就知道流感是由病毒引起的疾病。這是因為當收集感冒患者的鼻粘液並通過不透細菌的「過濾器」去除細菌時，鼻粘液會滴入志願者的鼻子中，感冒就會產生。然而，很難找到人類以外的動物身上繁殖致病病毒的方法。

第一個被發現複製人類流感病毒的動物是鼬，它是鼬科的一員，但由於雪貂是肉食性動物，並且具有鼬科特有的臭囊，因此難以用於實驗。

接下來，被發現的能夠繁殖病毒的宿主是被稱為「雞胚」的特殊年輕細胞群。之後發現，如果經過一定的處理，即使是人和狗的培養細胞也可以繁殖。

雞胚生產疫苗法

這是使用「正在孵化的雞蛋」亦即在孵化前處於發育過程中的雞蛋。

用於疫苗的種子病毒與疫苗生產用蛋的選擇

流感的流行每年都在變化，因此在流行發生前一年預測「應該使用哪種病毒作為明年冬天使用的疫苗的種子」是一個非常困難的問題。這是因為如果傳播的病毒和疫苗的病毒類型不同，疫苗就不會很有效。

疫苗生產用蛋

一旦確定疫苗的「種子病毒」，各疫苗製造商將開始準備生產疫苗。

「胚胎雞蛋」是受精卵，放在恆溫箱中，溫度保持在 37℃左右，21 天後就會誕生小雞。到小雞出生為止的時期，即小雞的身體正在形成的狀態，或者換句話說，直到孵化為止處於發育狀態的卵被稱為「胚胎卵(胚胎雞蛋)」。

胚胎雞蛋外面有一層蛋殼，殼裡面有粗大的血管，還有一層白色的蛋殼膜，相當於哺乳動物胎兒的「雞胚」，以蛋黃和蛋清為營養。「雞胚」漂浮在稱為羊膜的透明薄膜內的羊水中。隨著雞胚的生長，會產生大量的「尿液」（「尿囊液」），這些尿液是過濾血液時產生的。被尿囊包圍的細胞成為「病毒增殖場所」，增殖後的病毒出現在尿囊內。尿囊液的量根據受精卵保溫後的天數而有所不同，但從 12 至 14 日齡的卵子最多可收集到約 15 毫升。之後逐漸集中，與天數成反比減少，到孵化第 21 天幾乎消失。

疫苗製造過程概要

為了量產，以 100 萬個為單位採購受精卵，在大型孵化器內保溫 11 天左右。之後，將溫熱的雞蛋轉移到暗室，從蛋殼外照射光線，確認「雞胚」活動良好，再用消毒液對蛋殼外部進行徹底消毒。然後，在蛋殼上開一個足以讓注射針穿過的小孔，將流感病毒直接通過小孔注入「尿囊」，關閉小孔，將雞蛋放回孵化器，雞蛋保溫大約三天。

之後，將接種病毒的雞蛋放入冰箱冷藏一夜，以減弱雞胚的活動，同時收縮血管。對蛋殼進行消毒後，用剪刀剪下一部分，並使用帶有寬針頭的注射器無菌收集尿囊液。去除血液等污染物後，施加數萬 G（G：重力單位）的強大離心力，沉澱微觀病毒，發射出大氣層的火箭推進力為數個 G，但沉澱病毒至少需火箭推進力的10000 倍。

將沉澱出的白色糊狀病毒均勻漂浮在特製無菌溶液中，製成濃稠的病毒液，加入福馬林（Formalin）等殺滅病毒的藥物，反應數天，即可徹底殺滅病毒，製成疫苗原液。福馬林是甲醛含量為 35% 至 40% 的水溶液，也加入 10% ～ 15% 的甲醇防止聚合，具有防腐、消毒和漂白的功能，不同領域各有其作用，但福馬林會散發出刺鼻的氣味，甲醛被國際癌症研究中心（IARC）列為明確人類致癌物質，影響人體健康。

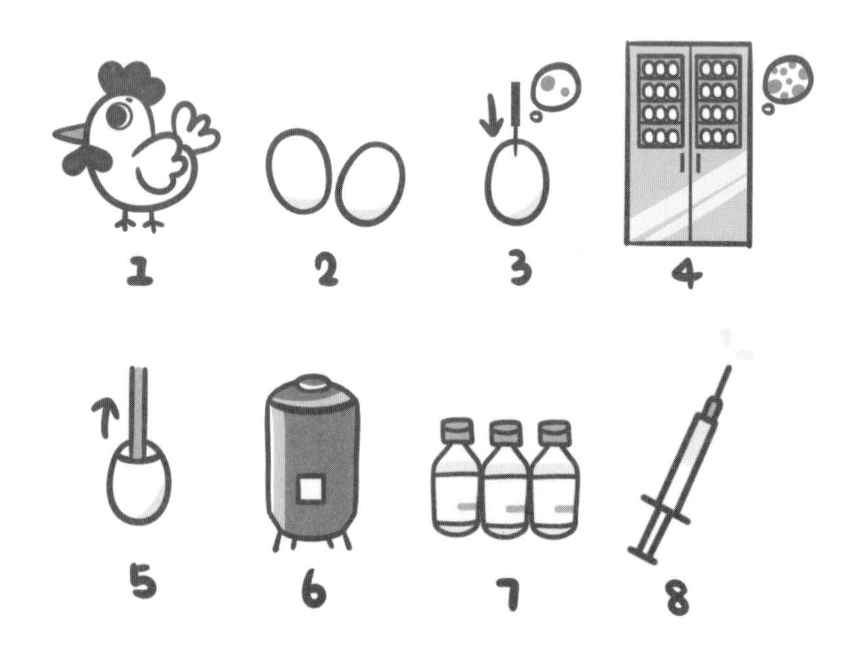

安全及國家認證的確認

接下來進行確認安全性和有效性的試驗。一個是「無菌測試」，在一個月左右的時間裡測試是否沒有任何活病毒或細菌，此外，還會進行「發燒測試」，看看給兔子注射是否會引起發燒，給小鼠注射會確認是否會導致體重下降，最後，將這種病毒液注射到實驗動物體內，以確認產生足夠的免疫抗體。

只有通過「內部試驗」在動物試驗中確認無菌無害的病毒液，才使用特殊方法調整後注入人體，以提供強大的免疫力。」

用於動物試驗的兔子體溫升高，混入細菌或免疫力弱，也會因國家試驗不合格而被丟棄，只有檢驗合格的批次，逐一貼上國檢合格證，疫苗作為藥品才算完成。疫苗生產是一項腦力及勞力密集型的過程，需要極其小心地在整個過程中保持無菌狀態，並且要幾個月的時間才能完成。

動物接種法、細胞培養法

透過將病毒接種到老鼠的大腦或動物體內，藉由這是傳播病毒的一種方式。可得到很多病毒，過去的日本腦炎疫苗就是這個方法。

細胞培養法則足將病毒注入僅用營養液培養的動物細胞接種培養，先去除培養物中出現的病毒，疫苗則是透過激活和提煉來生產的，這方法只有細胞成分被病毒污染，因此純化效果更好。較雞胚生產疫苗法動物接種法更容易。在短時間內不受任何原材料供應的限制，此外，疫苗可以大量生產，可以説是優點，2009 年已啓用這種方法生產新型日本腦炎疫苗。其他如痲疹 - 風疹混合疫苗、水痘疫苗皮一些流感疫苗就是用細胞培養法生產的。

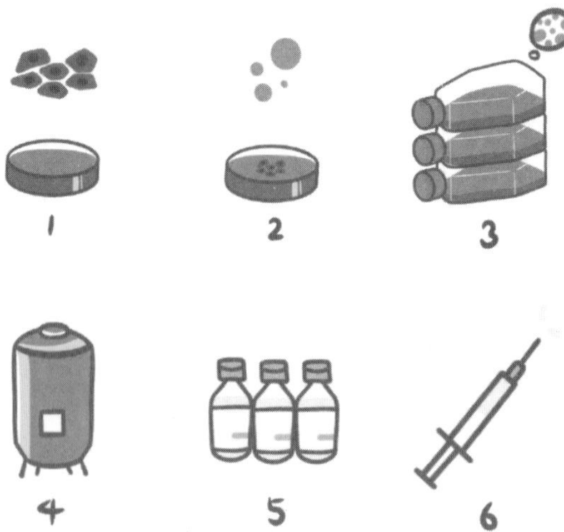

基因重組蛋白疫苗

國內高端、聯亞以及 Novavax 的疫苗「Nubaxovid」是一種稱為基因重組蛋白的疫苗。

其機制是將刺突蛋白的一部分對應藍圖，也是新型冠狀病毒（SARS-CoV-2）的一部分（即表面抗原））轉化為來自昆蟲（一種稱為黏蟲的蛾）的細胞，使用基因重組技術，大量培養這些細胞，產生刺突蛋白。

以這種方式獲得的刺突蛋白進行純化，並與增強免疫力的佐劑一起製成疫苗。當接種疫苗（肌肉注射）時，這種刺突蛋白被免疫活性細胞攝取，並誘導抗體產生（體液免疫）和細胞介導的免疫反應，

先將病毒殘骸儲存在特殊的預生長細胞中，再插入基因並參與病毒抗原性的標籤，在允許細胞僅製造蛋白質後取出，因為沒有活病毒進入人體，因此成分相對單純、安全性較高，也比較不會出現過敏性休克或血栓併發症等情況。

重組蛋白疫苗（又稱次單位疫苗）技術已發展多年，製作技術較為穩定，B 型肝炎疫苗與 HPV（人類乳突病毒）疫苗及帶狀皰疹疫苗等均屬於此類型疫苗。這技術在 1980 年代即用於使用酵母細胞製造 B 型肝炎疫苗（著者曾參與此項研究及生產）。

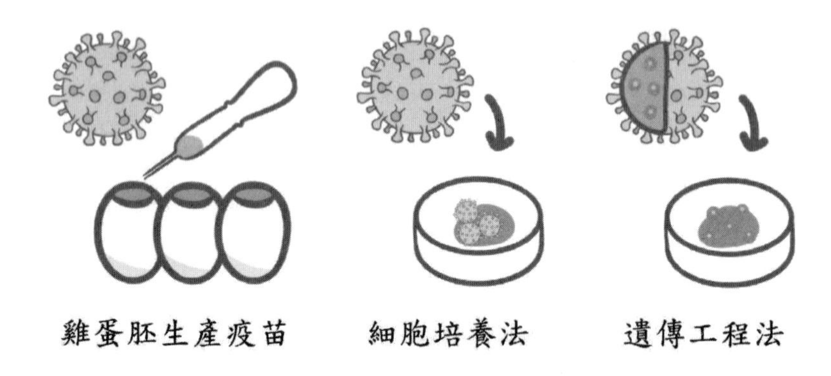

三、缺乏完整科學實驗的 mRNA 生產法

認識 mRNA 及疫苗研發

mRNA 是信使核糖核酸（messengerRNA，mRNA），許多生物體，從病毒到人類都有基因；DNA。DNA 主要用作合成維持生命所必需的蛋白質的藍圖。DNA 上的遺傳信息首先被複製到一種稱信使 RNA(mRNA) 的物質中，然後根據 mRNA 中的信息製造蛋白質。這種遺傳信息在細胞中依「DNA → mRNA → 蛋白質」進行，被稱為「分子生物學的中心法則」（The central dogma of molecular biology，又稱分子生物學的中心教條），這是生命運作中的一種基本和普遍的反應。因此，如果我能夠闡明這些反應的詳細機制，我們將能夠理解生命現象的基本原理。

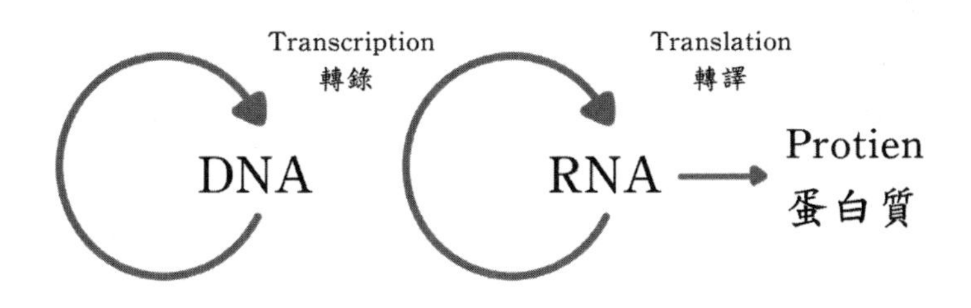

將 DNA 複製為 mRNA 的步驟稱為「轉錄（transcription）」，是基因開始工作的重要第一步。RNA 聚合酶（RNA polymerase）是直接控制轉錄反應的重要蛋白質。

迄今為止，針對病毒感染的疫苗一直使用對人體無害的病毒蛋白，在 DNA 中的遺傳信息合成蛋白質時，mRNA 充當中間體。mRNA 疫苗利用 mRNA 的這一特性，將病毒蛋白而不是病毒蛋白本身與其「藍圖」一起注射，並指導人體內的 DNA 製造蛋白質。就新冠病毒而言，人體的免疫系統通過在病毒表面製造刺突蛋白來產生抗體。

將 mRNA 用於疫苗和藥物的想法早在 1990 年左右就已出現。然而，當 mRNA 進入人體後，免疫系統會將其識別為「異物」，從而引起炎症反應和其他問題。

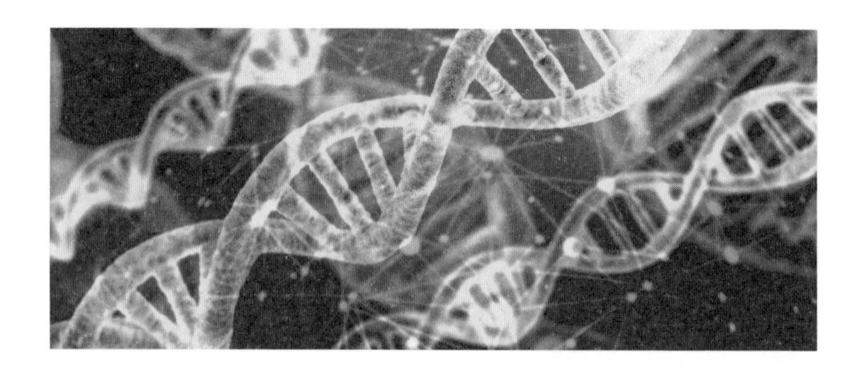

現代科技產品很不可能自己一人發明，發明大王的時代早已不存在，但 mRNA 疫苗研發全球媒體提及兩人，美國賓夕法尼亞大學教授卡塔琳卡里科（Katalin Kariko）博士；還有她的合作夥伴、賓夕法尼亞大學的德魯魏斯曼（Drew Weissman）博士，而且聚焦在卡塔琳卡里科女士。

1955 年出生於匈牙利索爾諾克。在匈牙利塞格德大學學習生物化學，1985 年移居美國，賓夕法尼亞大學研究員的卡里科於 1997 年左右開始研究實現 mRNA 疫苗。當時發現如果將構成 mRNA 的物質「尿苷（Uridine）」替換為轉移 RNA（tRNA）中常見的「假尿苷 (pseudouridine)」，就不會被識別為人體中的異物。

這種替代導致免疫系統將外源 mRNA 誤認為是人體中也存在 mRNA。所以將構成 mRNA 的尿苷替換為假尿苷會降低免疫反應性並增加使用 mRNA 作為模板合成的蛋白質的量。用 1- 甲基假尿苷 (1-methylpseudouridine) 替代則進一步增強了這些效果，新型冠狀病毒的表面有一個叫做「刺突蛋白」的突起，病毒以此為立足點感染細胞。

mRNA 就是這個突起的所謂「藍圖」，當接種疫苗時，這些突出物會激活免疫系統並產生攻擊病毒的「抗體」。

不過，這一研究在當時並沒有受到多少關注，賓夕法尼亞大學將與其研究成果相關的專利出售給了私營部門。2011 年，卡里科轉到德國的 BioNtech 繼續他的研究。自 2020 年 1 月以來，新冠病毒已從中國武漢傳播到全球，2020 年 3 月，BioNtech 宣布將與美國主要製藥公司輝瑞開始開發使用 mRNA 的新冠狀病毒疫苗，令世界感到震驚。這是在新的冠狀病毒感染在全球範圍內傳播之前。

美國政府也提供了大量補貼集中對於 mRNA 疫苗的研發。BioNtech 於 2019 年在納斯達克上市，但由於其疫苗研發成功，其股價目前正在飆升。

很早就關注卡里科研究的美國生物科技公司莫德納，已經先於 Biontech 和 Pfizer 成功研製出 mRNA 疫苗原型。

輝瑞和莫德納，不約而同地都選用了奈米脂質顆粒（lipid nanoparticles）包裹 mRNA 載體。奈米脂質顆粒通常由帶電荷的脂質（lipid）、膽固醇（cholesterol）或聚乙二醇（polyethylene glycol， PEG）修飾過的脂質等組成，可以保護 RNA，並將 mRNA 送到細胞較多的淋巴結組織產生蛋白質抗原。

將包覆 mRNA 的奈米脂質顆粒，注射在肌肉組織，使其能循環到淋巴結，被淋巴結中的細胞分解掉。奈米脂質顆粒釋放出 mRNA，使細胞產出病毒蛋白質片段，進而呈現給其他白血球並活化整個免疫系統。

注射 mRNA 疫苗的危險

2021 年 6 月 10 日 mRNA 疫苗技術發明者之一的馬龍博士（Dr. Robert Malone）卻質疑美國官方 FDA 等機構強推施打卻未考量 mRNA 疫苗的副作用，馬龍在談話中曾說「我後悔打了疫苗」，他提到自己和妻子都曾非常信任並注射了莫德納 mRNA 疫苗，但是現在後悔了。

mRNA 疫苗的研發是經過了 30 多年的奮鬥，之所以會如此困難，是有非常多的因素，而這些因素最後之所以能被克服，是靠數百位，甚至數千位科學家的共同努力，馬龍只是其中之一。

身為 mRNA 疫苗的先驅企業，莫德納公司在 2020 年 11 月 30 日宣布一項令其股價暴漲的好消息：他們的 mRNA-1273 疫苗在三期臨床試驗達到 94.1 %（$p<0.0001$）的相對保護力。

該臨床試驗包含了 3 萬名受試者，其中實驗組（施打疫苗）：對照組（施打生理食鹽水）的人數比例為 1：1。受試者中約 4 成為高風險族群（患糖尿病或心臟病等），7000 人為高齡族群（65 歲以上），另外也包含拉丁裔與非裔族群，但報告中未提到亞洲裔。

科學家在受試者接受第二劑疫苗的兩週後，開始觀察他們在日常生活中自然地接觸病毒時，是否會感染新冠病毒，在初步報告中，受試者出現196名感染者，僅有11名患者出現在疫苗組，展現了94.1%的相對保護力。而當中的30例重症及1例死亡，全部都在安慰劑組，這也表示疫苗不僅能預防感染，更能阻止病情惡化的發生。

傳統大藥廠輝瑞公司，亦在美國時間2020年11月18日發佈令人振奮的新聞稿：他們的RNA疫苗（BNT162b2）三期臨床試驗已達設定終點，相對保護高達95%（p<0.0001）。該試驗包含了4萬名受試者，其中約有4成受試者為中高齡族群（56～85歲），而亞洲裔受試者約占5%。

輝瑞也將受試者分為實驗組（施打疫苗）和安慰劑組（施打生理食鹽水），並在注射第二劑疫苗的7天後開始觀察，預計觀察到所有受試者中，出現170名新冠病毒確診患者為止。

在11月18日的新聞稿中，輝瑞宣布已觀察到170名感染者，而僅有8名患者出現在疫苗組，絕大多數（162名）的感染者都出現在安慰劑組，展現了95%的強大保護力；而其中的 10 例重症，僅有 1 例發生在疫苗組，顯示疫苗能阻止病毒感染，更可能有效地阻止重症的發生。

然而，mRNA 疫苗並非完美的，首先是該技術從曾未考慮會成為商業疫苗，換言之，mRNA 疫苗從未接受數百萬人施打與幾十年追蹤的考驗。未來會發生什麼？沒有人知道。再者，在一、二期的臨床試驗中，已發現部分不良反應，並且可能和疫苗有關。

在知名學術期刊《科學》（Science）曾有一篇文章，敘述了在第一期臨床試驗的案例：一名 29 歲的年輕人自願施打了 RNA 疫苗，在注射了第二劑的數小時後，他感到頭痛、肌肉酸痛、疲勞、嘔吐且發燒達 39.6℃，隨後被送往急診室，症狀約在 24 小時後消失，而他所注射的劑量，恰好是臨床試驗中的最高劑量。

科學家目前推測，RNA 疫苗中的奈米脂質顆粒，可能引發了體內的發炎反應，進而導致疼痛、發紅、腫脹或發燒等症狀。

在三期試驗的新聞稿裡，莫德納和輝瑞的疫苗不良反應（不良反應≠疫苗副作用）的比例並不高。

莫德納：疲勞（9.7%）、肌肉痛（8.9%）、關節痛（5.2%）、頭痛（4.5%）、注射部位的紅斑／發紅（2.0%）和疼痛（4.1%）。

輝瑞：疲勞（3.8%）及頭痛（2.0%）。

藥商所提到的相對保護力(relative risk reduction)是統計操作騙人手段，事實上絕對保護力低於百分之一。所以新冠病毒疫苗大規模施打，人數高達數百萬或數千萬的話，不良反應的人數也可能會成長到難以承受之數，至 2023 年元月台灣施打疫苗者約 2100 萬人，就可能有 92 萬人左右會發生頭痛等長新冠，132 ～ 210 萬人感到疲勞、全身不適。

高達數十萬人的施打後不適和申訴，以及小規模臨床試驗中難以觀測到的零星嚴重不良反應，極有可能會壓垮政府且擊倒民眾對疫苗的信心。

目前並不知主要由人體那些細胞來產生病毒蛋白、表達抗原？莫德納公司認為主要由抗原呈現細胞表達病毒蛋白、提供抗原以活化人體免疫系統；但也有其他學者認為病毒蛋白是由肌肉，或其他一般細胞產生。

美國波士頓大學副教授曼奇克（Jeremy Menchik）在 2020 年 7 月自願參加莫德納藥廠的新冠疫苗實驗，卻在疫苗成功面世後宣布退出。他最投書美媒曝光他退出的原因，承認對藥廠的作為深感失望，更狠批莫德納拒絕與政府和其他藥廠分享 mRNA 技術的行為，等於是用人命和延長疫情來換取巨額利潤，「這是一場無情的企業營利活動」。

曼奇克是最初加入莫德納人體實驗的「白老鼠」之一，與他同時接受試驗的還有另外約 3 萬名志願者。由於他是 2 個孩子的爸爸，因此他很關心孩子未來的世界會長什麼樣，「顯而易見，這個世界急需一種可以迅速擺脫疫情的方法，所以即使不清楚接種實驗性疫苗會帶來什麼風險，我還是願意加入」。

但加入疫苗試驗的過程令他感到痛苦又疲憊，因為他在實驗過程中，必須去醫院 7 次、接 24 通電話、抽血 5 次、寫數十篇報告，還得被研究人員反覆詢問他的私生活，並接受大量篩檢。曼奇克在實驗的6個月後知道自己屬於控制組，也就是施打生理食鹽水而不是疫苗。

疫苗生產有許多不能說的商業機密，廠商公布的不等於實情，網傳「新冠疫苗中含有石墨烯（graphene）」，各國政府均否認，但真相呢？

遭打壓或刪除的言論必然很接近真相，不是嗎？

有趣的是日本福井縣議會30年元老議員齋藤新綠先生（自民黨），在國會報告中就新冠病毒感染及其疫苗提出反政府做出陰謀論，獲得大量支持。成為熱門話題。

齋藤先生認為：「新的冠狀病毒還沒有被確認，甚至它的存在都沒有得到證實。」「即使在用木瓜、山羊、鵪鶉蛋和汽車油擦拭過的抹布作樣品，PCR檢測結果也呈現陽性，PCR檢測是數據製造機。」「疫苗是由氧化石墨烯製成的殺人武器」，「疫苗含有微芯片。5G電磁波激活氧化石墨烯。」「打了疫苗五年之內必死無疑。」

mRNA疫苗已被確認與血液凝固（coagulation，即血栓）問題相關。美國疾病預防控制中心（CDC）公布了關於心包炎和其它心肌病的情況，這些疾病在18歲以下的兒童群體中也出現了，這是一個重大的安全風險，這只是兩個月期間發現的，疾病預防控制中心花了兩個月的時間來證實它。

還有一些其它的副作用，包括血小板減少症（低血小板），這可能與出血或問題有關，顯然與血液異常凝固有關的症狀是確定的，另外，腦靜脈血栓（thrombosis），大腦的靜脈裡有血塊生成，與中風有一定的關係。

在老年年齡層中，出現心臟症狀的可能比較大，有胸悶不適，慢性疾病、洗腎病患等，本來狀況穩定的，接種疫苗後就過世了。另外，有的報告顯示，接種疫苗後，原來穩定的癌症突然復發失控，也有接種疫苗後，突發白血病與紅斑狼瘡等免疫疾病的報告。

另一項研究發現，mRNA 疫苗竟會侵害人類先天免疫系統與免疫記憶功能，這表示人體保護力將大幅下降，病毒更容易找上門。

人體存在先天免疫系統、後天免疫系統兩種防禦機制，且兩者相輔相成，缺一不可，後天免疫系統中的 T 細胞與 B 細胞扮演抗入侵異物角色，當病毒入侵體內並遭到感染後，細胞隨後會產生「免疫記憶」預防重複感染，免疫系統也可以在下次感染中更快速啟動，先天免疫系統的防禦機制就像是一道可以阻止病毒進入體內的屏障，是人類的最佳防護員。

當人體遭到病毒入侵時，受到感染的細胞會分泌干擾素，進一步「觸發」免疫系統開始工作，發揮對抗病毒的作用。其中 I 型干擾素是最重要的干擾素，可防止感染、自身免疫性疾病及癌症。

據美國麻省理工學院（MIT）的一項研究發現，mRNA 疫苗會破壞「I 型干擾素」訊號傳遞，施打疫苗之所以可以減輕病狀，很可能是因為干擾素作用減少，以至於沒有「觸發」抵抗訊號，長期已往恐會導致更嚴重疾病的發生。

不僅如此，科學家擔憂，先天免疫防禦機制系統變得脆弱，也間接導致後天性免疫 T 細胞、B 細胞跟著減弱功能。此外，荷蘭科學家表示，在接種疫苗後的幾週內，T 細胞活性會降低、發炎反應增加，代表著人們的免疫系統可能面臨「失效」的危機。

莫德納在 2022 年 9 月在台灣成立公司， 莫德納目前正在研發 mRNA 流感疫苗，台灣是亞洲唯一參與臨床試驗的國家，預計最快 2023 年 3 月就會有初步的數據出爐。莫德納開發出全世界第一劑新冠疫苗，全台累計施打超過 6000 萬劑疫苗，還有 2600 萬劑的次世代疫苗，台灣也是第一個取得莫德納 BA.1、BA.4/5 次世代疫苗的國家，並在 2022 年 9 月被莫德納選為亞洲唯一的 mRNA 流感疫苗臨床試驗國家，目前已與 8 個醫學中心合作，採競爭型收案，未設限收案人數，預計最快 2023 年 3 月就會有初步的數據結果。

莫德納展開 mRNA Access 計畫，開放莫德納 mRNA 技術平台給包括台灣在內的全球研究人員運用，並在 2025 年前將針對世界衛生組織與流行病預防創新聯盟（CEPI）的全球最具公衛健康風險的 15 種病原體，全力推進新興及被忽略的傳染病疫苗開發進入臨床試驗。早在 2019 年便在針對特定的流感病毒株的臨床試驗中使用過 mRNA 疫苗，其第一期的資料顯示該 mRNA 疫苗對 H10N8 和 H7N9 流感病毒「耐受性良好且引發了強烈的免疫反應」。

最新的實驗則是因應季節變化將該技術廣泛運用在 A 型流感的 H1N1、H3N2 和 B 型流感的山形株 (Yamagata) 與維多利亞株 (Victoria) 等多種病毒株上。除了流感疫苗之外，也著手開發人類免疫缺乏病毒 (HIV)、呼吸道融合病毒和其他病毒的疫苗，還有將一些疫苗組合成單劑疫苗，但安全性及副作用仍不知。

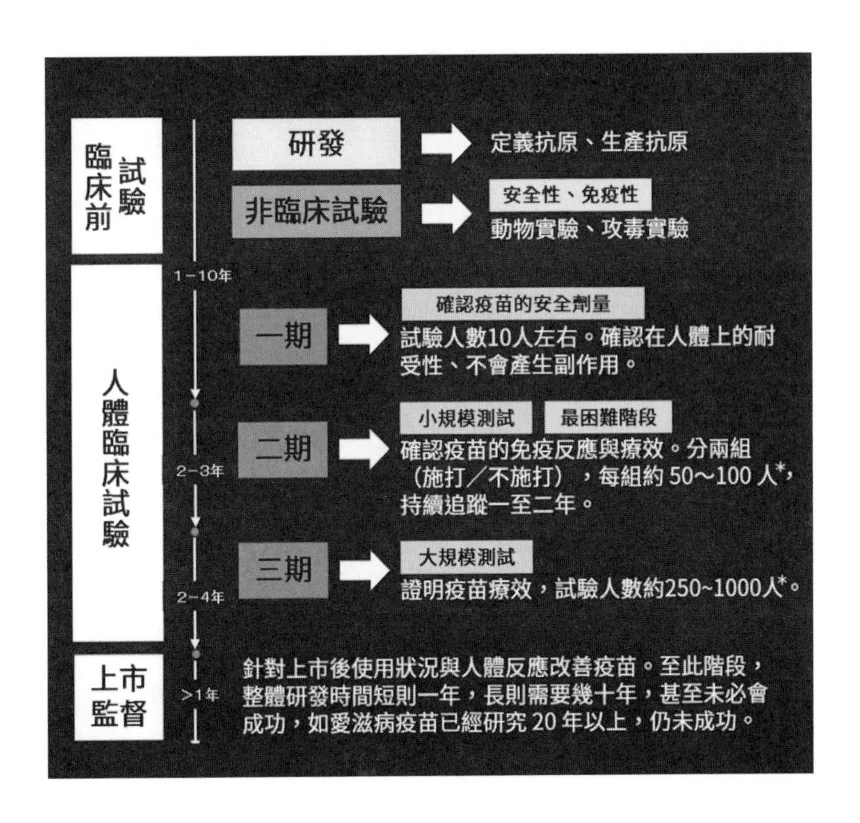

2022 年 12 月 7 日日本召開新冠疫苗接種與死亡病例因果關係研究會議，京都大學名譽教授福島正典(Masanori Fukushima) 對厚生勞動省（即衛福部）的成員大為不滿。

京都大學名譽教授福島正典嚴厲譴責令人心碎的疫苗評估委員會的官員。並對厚生勞動省提出警告 4 個真相：以下是他的意見：「你們無視科學、醫學和法律！強制注射給人類注射」。

會後報告政府官員和政治人物的疫苗接種率，只有 10% 是厚生勞動省官員，15% 是國會議員，20% 是醫生……最終，數十億人的生命可能處於危險之中。

接種疫苗後一半以上的人死於心血管和心力衰竭，完全無視科學和醫學……這不應該發生。

每位接種這種疫苗並且血壓升高的人都是因為疫苗的因素。

將 mRNA 包裹在納米顆粒（脂質納米顆粒）中是很危險的，每個細胞都吞沒它，並用它改造細胞。這就是現在所知道機制很明確，立即解散評估委員會並進行全案調查，不人道的疫苗緊急授權施打措施馬上停。

疫苗注射後有長期副作用，大量攝入體內的奈米粒子（脂質奈米粒子）會陸續產生刺突蛋白……還有很多人身體不舒服，或者有精神上的異樣。」突然身體不適，有很多人血壓升高，更不知何故得了濕疹。

福島名譽教授提出兩項最嚴重的事：脂質納米粒對身體不好以及由 mRNA 製成的刺突蛋白對身體不利。

「刺突蛋白導致血栓形成的原因」幾乎已完全被闡明，是透過多種多樣的機制實現的，尖峰對促進血液凝固具有多種作用。

刺突蛋白的「毒性機制」是一種經由細胞膜形成孔洞的毒素會破壞大腦和生殖功能，注入血管的新冠病毒刺突蛋白很容易穿過腦屏障，即「血腦屏障」並擴散到整個大腦。

疫苗需經過臨床前實驗、人體臨床實驗後，才可以進入上市監督的階段，再針對上市後使用狀況與人體反應改善疫苗，到了這個階段，整體研發時間短則一年，長則需要幾十年，甚至未必會成功，像愛滋疫苗就已經研究 20 年以上，仍未成功，但新冠疫苗卻没有。

新冠肺炎疫苗用的是緊急使用授權（Emergency Use Authorization，簡稱 EUA），這是美國聯邦政府根據《聯邦食品、藥品和化妝品法案》的規定授予食品和藥物管理局（FDA）的一項權力，由國會各項法案增補和修改，包括 2013 年大流行病和所有危害準備再授權法案(PAHPRA)。不構成法定意義上的藥物批准，而是幾個機構中的任何一個宣布的緊急狀態，或國土安全部部長的「嚴重威脅」。與此同時，允許 FDA 促進未經批准的可用性產品或未經批准使用經批准的產品。2020 年 2 月 4 日，FDA 對涉及診斷新冠肺炎的某些醫療設備部署緊急使用授權(EUA)的合理性，包括 SARS-CoV，這是新冠病毒的起因。2020 年 2 月，FDA 發布了針對新冠病毒檢測試劑盒的 EUA。2020 年 5 月，FDA 還發布了針對新冠病毒的瑞德西韋的 EUA。

緊急授權在美國稱為「緊急使用授權」，在歐盟稱為「有條件上市許可」（Conditional Marketing Authorisation），在日本稱為「特殊批准」（特例承認），在我國則是《藥事法》第 48 條之 2 的專案核准製造或輸入。大家以為是同樣規定，其實各國制度規範重點仍有不同。

各國對緊急授權的著重點不一

美國著重在使用一詞，歐盟著重在上市一詞，日本則強調例外性（但未限定是製造或使用），我國的規定強調製造和輸入。輸入主要是為使用，但製造就未必是為了國內使用，可以是為了輸出。就新冠病毒防疫需求而言主要是基於該條文第二款：「因應緊急公共衛生情事之需要」，也未限定是國內需要。

人類自發明疫苗接種以來已有200年歷史，經過200年許多世代的人體臨床試驗，較早期傳統疫苗安全性較沒爭議，但針對緊急使用授權使用的新冠病毒疫苗接種的安全性與必要性的問題已引發醫學、倫理和法律等爭議。由於新冠病毒疫苗並無完整人體臨床實驗，使用緊急使用授權引起拒絕施打疫苗、質疑施打疫苗後遺症或非特定疫苗不打等現象，原本就存在於現代社會之中。正因為人們對於疫苗接種的態度存在很大差異，從過去傳染病防治經驗來看，並不會強制民眾施打疫苗，仍以尊重個人自由意願為主。所以強制接種新冠疫苗之施打政策，在許多國家已見民意強烈反彈，是嚴重侵犯人民自由權利的政策措施。

對民主國家而言，強制「疫苗接種」政策最大的爭議在於侵害人民自主權與身體完整性權利，因疫苗接種是將疫苗直接注射於體內，激發身體產生強烈的免疫作用，屬於危險侵入性行為。政府不應違反個人自由意願，採取任何形式的強制施打措施。

在新冠病毒疫情初期，台灣疫情指揮中心規定不打疫苗者不能進許多場所，逼得上班族為了一口飯不得不打疫苗，在室外必需戴口罩否則會罰款，包括獨自一人在田間工作或工人在路邊吃午餐等，這是違反科學與人權的腦殘防疫政策，戶外除非聚眾感染新冠病毒的機率根本是微乎其微。

強制「疫苗接種」政策是不人道的，造成很多人間悲劇，而且有違憲之嫌。

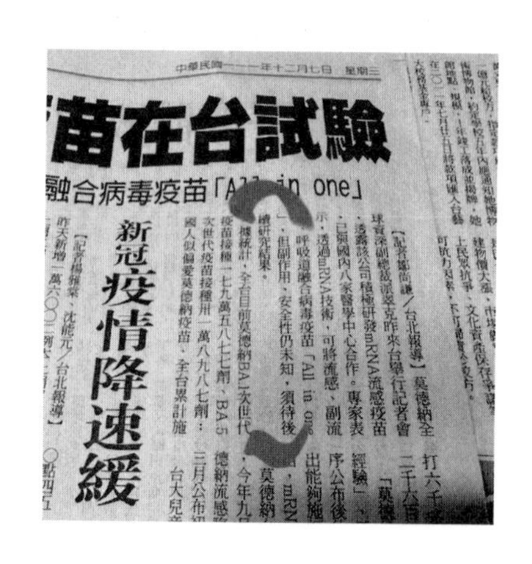
中華民國一一一年十二月七日 星期三

苗在台試驗

融合病毒疫苗「All in one」

新冠疫情降速緩

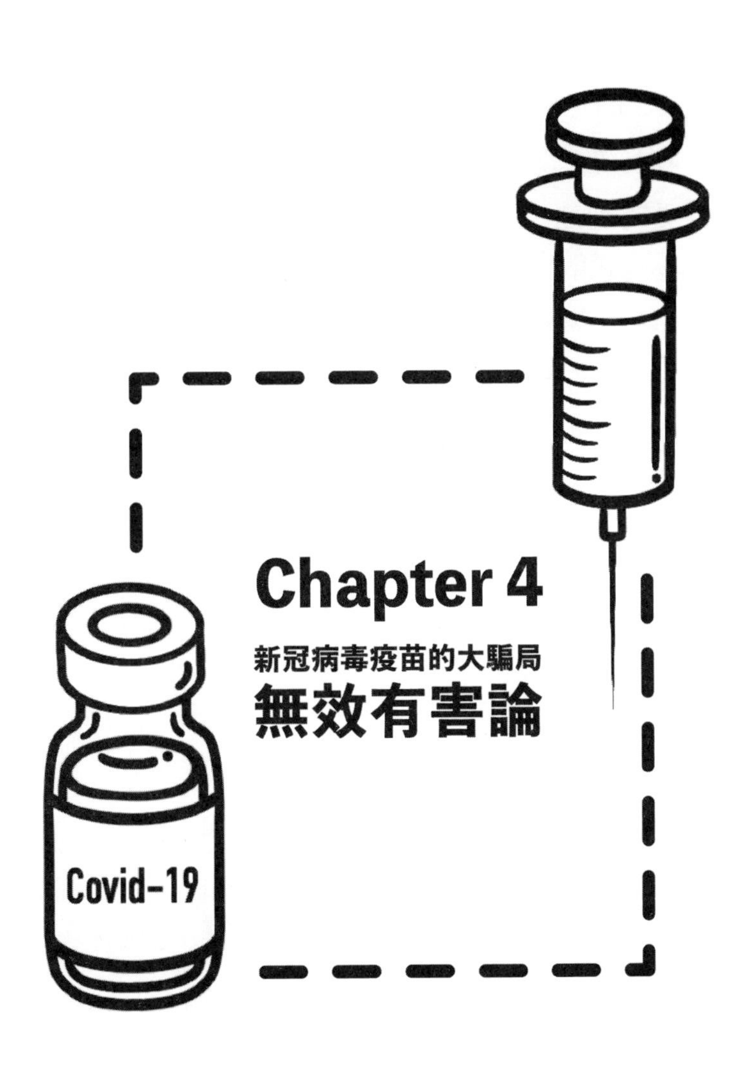

Chapter 4

新冠病毒疫苗的大騙局
無效有害論

一、無效的新冠(武漢)病毒疫苗

人體的免疫系統有如國家軍隊般可抵抗外來侵略，可分為兩種，即先天及後天免疫系統，前者與生俱來，原因要問創造人類者才知，如白血球或自然殺手細胞(natural killing cells），屬於先天統一防衛的功能，可以隨時抵抗外來病毒、細菌與病原體的攻擊，但沒專一性，也就是不會針對入侵過某種病毒、細菌產生記憶力，但在人體受到外來感染時，就會發揮攻擊，吞噬外來的細菌或病毒，如感冒咳出的痰帶黃色，即表示有細菌感染，痰液中含膿就是白血球與細菌打戰後兩者屍體混合物及粘液所組成。

後天免疫系統相關細胞就是白血球中的淋巴細胞，也就是大家常提到的 T 細胞和 B 細胞，後天免疫細胞能記憶「單一特定」病原體，並在此外來異物進入人體後可抵抗去除，施打疫苗目的在訓練人體後天免疫細胞記憶單一特定病原體，並且提供「長期」的保護作用，所熟知的種牛痘防天花病毒或 B 型肝炎疫苗打一劑就終生有記憶，沒聽過打第二、三劑的(有些醫生建議 B 型肝炎疫苗要打三劑)。一般疫苗研發至少需十年才能上市，包括完整人體安全試驗，但此次武肺冠狀病毒疫苗並沒有，宣稱是緊急授權，其生產是用最原始病毒株去製造的，所以只能記憶 Alpha 變異株，之後病毒一直突變，人體免疫系統當然不認得也沒記憶了，目前流行的病毒都是 Delta 跟 Omicron，打疫苗不可能有效的！

一般來說，病毒在反復增殖和感染的過程中會一點一點地發生變異。以每兩周大約一個位點的速度發生突變。

目前世界衛生組織在新冠病毒突變株的分級中，主要分為兩類，一類是值得關注的突變株(Variant of interest，VOI)，另一類是令人擔憂的突變株(Variant of concern，VOC)。

VOI 類型的突變株要符合兩個標準，一是突變會增加病毒的傳染力、疾病嚴重性、診斷困難、治療有效性下降，二是流行病學角度，突變株具備明顯的社區傳播或多個集中爆發點，病例數及感染比例增加。而 VOC 類型的突變株，威脅和影響要比 VOI 更進一步，在滿足 VOI 的特徵基礎上，還要有明確證據表明這些突變株對全球公共衛生造成巨大影響，如傳播能力增強、致病性增加、公共衛生應對措施、治療手段、疫苗有效性下降。目前兩種類型的突變株均各有 4 個。

1.VOC

- B.1.1.7 突變株（α 株）＊2
- B.1.351 譜系突變菌株（β 菌株）
- P.1 菌株（γ 菌株）的突變菌株
- B.1.617.2 譜系突變菌株（δ 菌株）

2.VOI

- R.1（帶有 E484K 的突變菌株）
  ＊可能是從海外進口的，但來源不明
- B.1.427/B.1.429 突變菌株（Epsilon 菌株）
- P.3 菌株的突變菌株（theta 菌株）
- B.1.617.1 突變菌株（kappa 菌株）

目前已有的 4 個 VOC 突變株，即對疫情影響最大的新冠病毒突變株，分別為最初在英國發現的 Alpha（B.1.1.7），最初在南非發現的 Beta（B.1.351），最初在巴西發現的 Gamma（P.1），以及最初在印度發現的 Delta（B.1.617.2）。

其中Delta突變株，最早於2020年10月在印度發現，2021 年 5 月被世界衛生組織命名為「德爾塔」（Delta）突變株，是印度第二波疫情的驅動因素之一。5 月廣州疫情，7 月南京等多地疫情，均是由 Delta 突變株引起的。5 月深圳疫情是由 Alpha 突變株引起的。今年 6 月印度報導，發現「德爾塔」突變株進一步變異，衍生出傳播能力更強的「德爾塔＋」突變株（Delta plus）。

目前已有的 4 個 VOI 分別是最初在英國與奈及利亞發現的 Eta（B.1.525），最初在紐約發現的 Iota（B.1.526），最初在印度發現的 Kappa（B.1.617.1），以及最初在秘魯發現的 Lambda（C.37）。疫苗無效另一名詞叫突破性感染（breakthrough infection），這是指接種疫苗的患者感染了與疫苗應該預防的病原體相同的病原體，之所以打了疫苗也能被感染，是因為即使血液中有抗體，但在粘膜等處效果不佳，不能得到充分保護。

突破性感染的其他原因包括疫苗接種或儲存不當、病毒變異、抗體阻斷等。由於這些原因，疫苗很少 100% 有效。接種疫苗後，免疫系統會產生抗體，識別病毒的特定部分或病毒產生的蛋白質，但病毒會發生基因突變，進而影響病毒蛋白的結構。就新冠疫苗而言，預計在接種第二劑疫苗後的兩週左右就能獲得足夠的免疫力，因此如果在之後感染，則稱為突破性感染，病毒有一定的變異概率，隨著疫情的蔓延和感染人數的增加，變異會不斷重複，與新冠的戰鬥將永無止境。

2021 年運動員心臟猝死和不明原因死亡人數增加 5 倍，已有 183 名職業運動員和教練員突然倒下，108 人死亡。

大多數運動員是男性，只有 15 名女性，而且絕大多數年齡在 17-40 歲之間，只有 21 位年齡較大（5 位年齡在 42-45 歲之間，6 位年齡在 46-49 歲之間，7 位年齡在 51-54 歲之間，另外 3 位年齡在 60-64 歲之間）。23 名青少年，年齡在 12-17 歲之間，其中 16 人死亡。

在 80 多起案件中顯示運動員在比賽、訓練時或訓練後不久倒下，依科學文獻稱，運動員因與受傷無關的原因而倒下的現像很少見。

在大多數情況下，倒下的原因與心臟有關，包括心肌炎、心包炎、心臟病發作或心臟驟停，其次常見原因是凝血事件。

2021 年 12 月 16 日據 The Exposē 報導，蘇格蘭官方公共衛生數據（Public Health data）顯示，自8月以來，每 10 個新冠病毒病例中就有 6 個是接種過疫苗的人，每10個住院病人中就有7個，每10個死亡病例中就有9個。

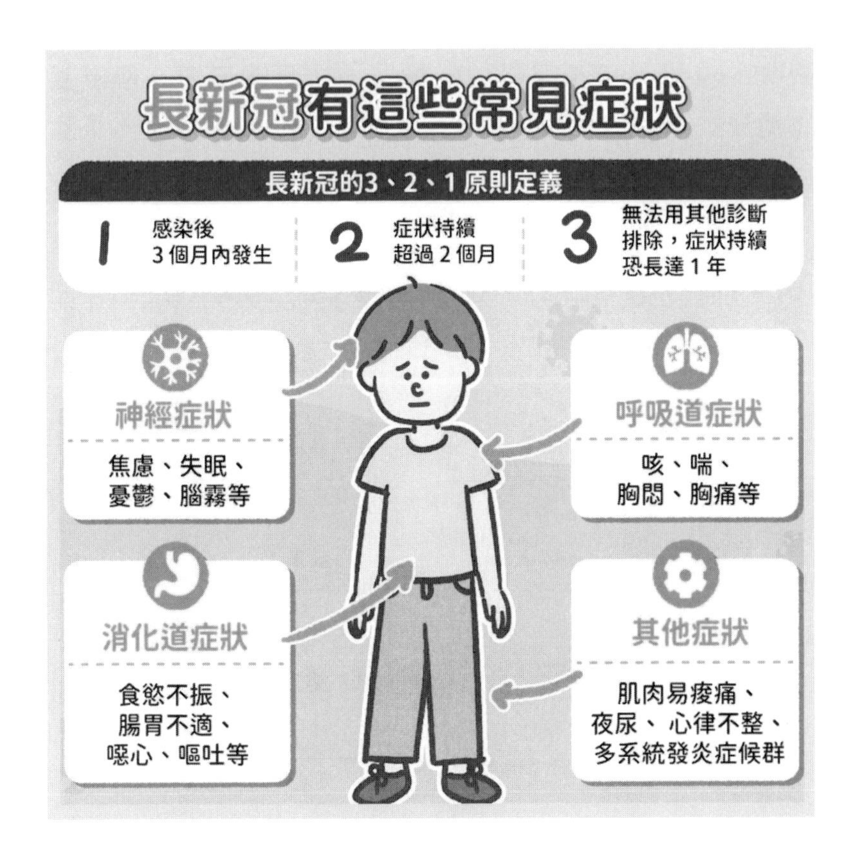

二、疫苗的後遺症－長新冠

長新冠(long COVID，long-haul COVID syndrome)，又稱為慢性新冠、新冠肺炎綜合症候群等。長新冠是一種新冠病毒感染恢復期後出現的典型疾病或持續性長期後遺症為特徵的疾病長新冠幾乎影響所有器官系統，包括呼吸系統疾病、神經和神經認知疾病、精神疾病、代謝疾病、心血管疾病、胃腸道疾病、疲勞、肌肉骨骼疼痛和貧血等，常見症狀包括疲勞、頭痛、呼吸困難、嗅覺喪失、嗅覺異常（嗅覺功能障礙）、肌肉無力、常輕度發燒、認知障礙等多種症狀。

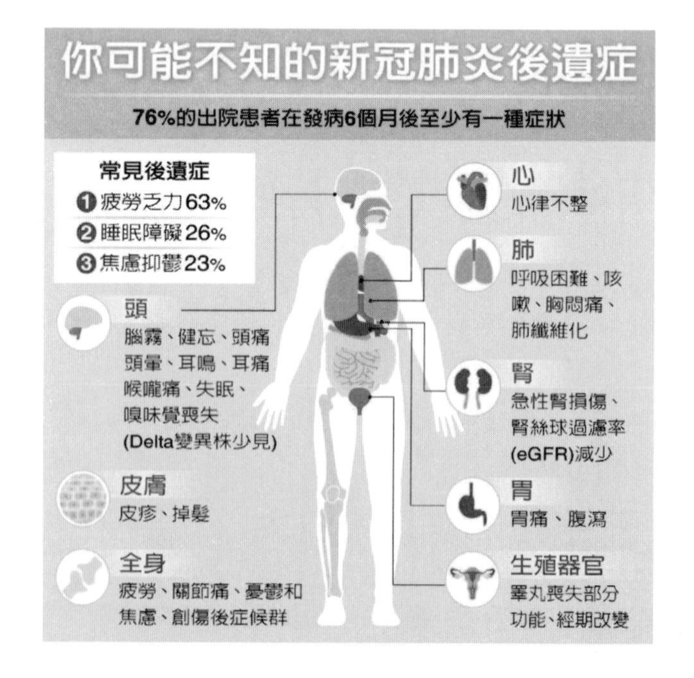

全世界長新冠症狀的確切性質和出現長期症狀的人數尚不清楚，這取決於症狀定義、研究的人群和研究的時段，可以確定的是免疫力大幅降低，英國國家統計局的一項調查估計，大約 14% 的 SARS-CoV-2 檢測呈陽性的人在三個月以上的時間裡出現了一種或多種症狀，牛津大學對 273618 名感染新冠肺炎倖存者（主要來自美國）進行的一項研究發現，約 37% 的人在診斷後 3 至 6 個月內出現了一種或多種症狀。

對 3762 名患長新冠已 28 天或更長時間的患者進行的一項跨國在線調查發現，91% 的患者需要 35 週或更長時間才能康復，平均而言，患者在九個器官系統中經歷了 56 種症狀（標準差 ±25.5）。

症狀會隨時間變化，6 個月後最常見的症狀是疲勞、運動後不適和認知障礙，86% 的患者出現因體力或腦力消耗或壓力引發的症狀復發。綜合長新冠患者報告的症狀至少包括下列項目：筋疲力盡、長期咳嗽，呼吸不順、肌肉無力、輕微發燒、注意力不集中、記憶障礙、情緒變化，有時伴有抑鬱等心理健康問題、睡眠失調、頭痛、關節疼痛、四肢麻木、腹瀉或嘔吐、味覺喪失、喉嚨痛和吞嚥困難、新發糖尿病或高血壓、胃灼熱（胃食道逆流）、皮疹、胸痛、心悸、腎臟疾病（急性腎損傷、慢性腎病）、口腔健康的變化（牙齒、唾液、牙齦）、刺激性異味（嗅覺功能障礙）、耳鳴、血液凝固（靜脈血栓形成和肺栓塞等）。

任何被感染的人都可能發展為長新冠，但需要住院治療的人需要更長的時間才能康復。大多數（高達 80%）因重病住院的患者會出現長期問題，例如疲勞和呼吸急促（呼吸困難）。此外，因初次感染而病情嚴重的患者，尤其是需要呼吸器通氣幫助呼吸的患者，在康復後可能會出現重症康復症候群。

一項針對在中國武漢住院的患者的研究發現，大多數人在六個月後仍有至少一種症狀，一些病情較重的患者仍然存在嚴重的肺功能缺陷，在出院後約 6 個月隨訪的 1733 名患者中，最常見的症狀是疲勞或虛弱、睡眠障礙 (26%) 以及焦慮和抑鬱 (23%)。

有些人儘管從未因新冠肺炎住院，但確診後仍患有長期神經系統症狀，第一項針對該人群的研究於 2021 年 3 月發表，這些未住院的患者最常「經歷顯著且持續的腦霧和疲勞，進而影響認知和生活質量」。

2021 年 1 月，英國的一項研究發現，30% 的康復患者在 140 天內再次入院，12% 的患者最後死亡，許多患者是第一次患上糖尿病，還有心臟、肝臟和腎臟疾病。

2021 年 3 月的一篇評論將以下病理生理過程列為長新冠的主要原因：病毒感染組織的直接毒性，尤其是肺，感染後免疫系統失調導致的持續炎症，病毒引起的內部血凝塊的傾向以及血栓形成引起的血管損傷和缺血。

2020 年 10 月，英國國立衛生研究院的研究長新冠可能是由於四種綜合症：肺部和心臟造成永久性損害，重症監護後症候群，病毒後疲勞有時相當於肌痛性腦脊髓炎／慢性疲勞綜合症。

持續的長新冠症狀其他可能導致新的和持續性症狀的情況包括：免疫反應無效且病毒存在時間比平時長，再感染（例如感染另一種病毒），對炎症和感染的強烈免疫反應造成的損害，生病期間缺乏運動導致身體狀況不良，創傷後障礙或其他精神後遺症。

尤其是那些以前經歷過焦慮、抑鬱、失眠或其他精神健康障礙的人，血漿有微少血栓持續循環而抑制氧交換。

根據英國國家統計局對 20000 名兒童和成人進行的一項調查，2-11 歲兒童中有 9.8% 和 12-16 歲兒童中有 13% 檢測呈陽性，至少有一種症狀在 5 週後持續存在，一項對 129 名 18 歲以下兒童進行分析的意大利研究，從 2020 年 9 月至 2021 年 1 月 1 日期間透過問卷收集的健康數據，該組中 53% 的人確診斷後 120 天以上出現了新冠肺炎症狀，43% 的人仍然因這些症狀而易斧困擾，症狀包括失眠、疲勞、肌肉疼痛、胸悶和胸痛、鼻塞、注意力不集中等。來自瑞典的五名兒童的病例報告也報告了診斷後 6-8 個月仍持續存在的症狀有疲勞、心悸、呼吸困難、頭痛、肌肉無力和注意力不集中等。

三、新冠病毒刺突蛋白（Spike protein）的為害

病毒的結構其實很簡單，只有掌遺傳的DNA或RNA，外面是蛋白質外套。病毒外表面的物質層統稱為「peplos」，該語來自希臘語peplos，寬鬆的外衣、長袍或斗篷、女性斗篷之意。而「peplomer」則是指病毒表面的單個尖峰，冠狀病毒的蛋白質外套呈現棒狀，棒狀突起，尖刺狀，所以叫刺突蛋白（spike protein）又稱、棘蛋白、S蛋白，也是在冠狀病毒中最大的一種結構蛋白，其功能為負責病毒進入宿主細胞，在病毒感染期間介導受體識別、細胞附著和融合。

刺突蛋白是一種糖蛋白，可形成二聚體或三聚體，刺突蛋白是目前冠狀病毒疫苗的抗原，具有高度抗原性，可使人體免疫系统產抗體，刺突蛋白分成兩個部分：S1和S2，S1蛋白會留在血液中，S2則會結合在細胞膜上面。

2021年3月31日發表在學術期刊Circulation Research上的一篇論文，由非營利組織研究所的研究團隊發表，該文研究了新冠病毒刺突蛋白如何損害血管系統中的細胞，當有刺突蛋白存在的時候，會有更多的血

小板被促成凝結的狀態。新型冠狀病毒不僅會導致肺部出現血栓，還會導致心臟和腎臟等器官出現血栓。此外，心臟血管中的細胞暴露於新冠病毒蛋白的實驗證實，未直接感染病毒的心臟細胞可被病毒蛋白破壞，新型冠狀病毒表面的刺突蛋白，具有將病毒顆粒結合到細胞表面的作用。英國布里斯托爾大學的研究人員也進行了一項實驗，將新冠病毒的刺突蛋白添加到從心臟採集的細胞中，以研究新冠病毒對人體微血管造成損害的機制。

研究小組將心臟微血管系統中的周細胞暴露於刺突蛋白，發現會破壞細胞的正常功能，並顯示會分泌導致異常發炎症反應的物質，稱為細胞因子風暴（cytokine storm），又叫細胞激素風暴，或高細胞因子血症（hypercytokinemia），俗稱免疫風暴、發炎風暴，這是一種失控的免疫反應，由於大量細胞因子的產生造成器官的損傷及衰竭，進而導致休克而，可能會死亡

另有研究報告顯示，即使在新冠病毒消失並遠離感染部位後，刺突蛋白仍保留在血液中，這一發現表示，刺突蛋白在體內循環可能會引起血管細胞功能障礙，進而導致遠離感染部位的器官血管受損。

在血管損傷和通透性增加的患者如有高血壓、糖尿病、肥胖等疾病者，刺突蛋白容易在周細胞間擴散，引起或加重微血管紊亂。

這項研究不僅發現了未感染新冠病毒的細胞被刺突蛋白破壞的機制，還提出可預防的發現，如阻斷了一種名為 CD147 的受體時，細胞與刺突蛋白之間的反應就停止了，已知該受體有與新冠病毒的刺突蛋白結合的功能，依臨床科學（Clinical Science）的報導，當病毒進入人體，病毒的刺突蛋白跟心周細胞表面的 CD147 受體結合

時，會使得心周細胞更容易從血管內皮細胞表面脫落，影響到血管內皮細胞的部分功能並加速血管內壁細胞死亡。

發表於美國心臟協會雜誌（Journal of the American Heart Association）的最新研究發現，刺突蛋白會直接影響肺功能，當人體中出現刺突蛋白時，肺泡細胞壁就會開始加厚，還會出現固化，肺功能就會下降。此外，刺突蛋白還會影響肺部細胞粒線體的機能，而粒線體是人體能量的生產地，確診後遺症或許就是粒線體受損造成的。

目前已發現刺突蛋白有幾方面的危害：損傷肺部細胞（包括肺泡、肺內皮細胞），損傷粒線體及DNA結構，損傷心臟血管細胞，增加血栓的風險，損傷腦部細胞，促進發炎，抑制人體免疫力及增加癌症風險等。

四、冠狀病毒疫苗添加物、佐劑的為害

所有疫苗均有添加物、佐劑、穩定劑、緩衝劑及防腐劑等。緩衝劑目的在防止疫苗有效成分變質，抗原聚集和損傷以及抗原因 pH 值變化而變性等，有明膠、氨基酸、糖及蛋白質（白蛋白等）。但明膠曾引起過敏反應，麻疹疫苗曾接種後過敏反應立即增加，懷疑對明膠有過敏反應，去除明膠疫苗引起的過敏反應報告就較少。

防腐劑如紅黴素類抗生素，可防止細菌感染。添加物目的在使病毒不活化或減毒，以避免注射人體後反而染病，如福馬林（甲醛）、汞（乙基汞、硫柳汞）及硫代水楊酸鈉等。

福馬林（formalin），是甲醛含量為 35% 至 40% 的水溶液，具有防腐（防屍體腐爛等）、消毒和漂白的功能，具刺鼻的氣味，甲醛已被國際癌症研究中心（IARC）列為明確人類致癌物質，影響人體健康。

疫苗中的汞

大多數疫苗都含有有機汞作為防腐劑。硫柳汞或鄰乙汞硫基苯（thiomersal），是一種有機汞化合物，用途為抗菌和抗真菌劑，被用於疫苗、皮膚測試劑、紋身藥水等液體的防腐。 乙基汞 (ethyl mercury) 是硫柳汞的代謝產物與引起知名水銀中毒水俣病的甲基汞相差一個碳原子。

在歐美，禁止在兒童疫苗中添加汞，但在其他國家兒童接種的流感疫苗和 B 型肝疫苗中會添加汞，對接種到幼猴體內添加硫柳汞的疫苗進行的一項研究表示大腦中有長期持久性疫苗汞殘留，而且會使自閉症增加。

另一疫苗好幫手為佐劑 (adjuvant)，此字源自於拉丁文 Adjuvare，意旨幫助。佐劑是疫苗藥品組成分之一，其主要功能為協助誘發、延長或增強對目標抗原產生特異性免疫反應，所以是一種非特異性免疫刺激劑）。

鋁鹽 (Aluminium salts) 是佐劑一種，是一類鹽的總稱，主要是指正三價鋁離子和酸根陰離子組成的鹽，一般來說呈白色或無色晶體，易溶于水，例如氯化鋁（$AlCl_3$）、硫酸鋁（$Al_2(SO_4)_3$）、硝酸鋁（$Al(NO_3)_3$）、矽酸鋁（$Al_2(SiO_3)_3$）、硫化鋁（Al_2S_3）等。添加在 B 型肝炎疫苗：0.125mg，4 種混合疫苗：0.1mg(B 型肝炎結合肺炎球菌，人類乳突病毒等）。

單磷酸脂質 A(monophosphoryl lipid A，MPL 或 MPLA）是一種有效的疫苗佐劑 ，來源於非致病性沙門氏菌的細胞壁。單磷酸脂 A 一直用於免疫和疫苗的研究，MPL 是內毒素的一種成分，是一種脂多糖 (LPS)。LPS 可用作疫苗佐劑，但過去被認為對臨床使用毒性太大。然而，科學家從明尼蘇達沙門氏菌內毒素中純化 MPL 後得到一種良好的低毒性佐劑，能夠啟動巨噬細胞。

單磷酸脂質 A 結合氫氧化鋁的佐劑用在人類乳突病毒，帶狀皰疹疫苗。

乳化佐劑也是非特異性免疫增生劑，本身不具抗原性，但和抗原一起或預先注射到人體內能增強免疫原性或改變免疫反應類型，用在 H1N1 流感。

諾瓦瓦克斯(Novavax)的疫苗屬於次單位蛋白疫苗，是利用源自植物皂苷(saponin)的新型佐劑混合併添加到疫苗中製造的。

這種新型佐劑Matrix M來自皂苷，皂苷是智利常見的皂樹樹皮中天然存在的化合物，皂苷因其藥用特性而被使用的歷史悠久，含有皂苷佐劑的疫苗已獲得美國食品和藥物管理局(FDA)的批准。Matrix M不僅可以激活體液免疫，還可以激活細胞介導免疫。

皂苷類佐劑是優良的佐劑，但作用機制尚不明確。添加到疫苗的物質其實是商業機密，除非是參與研究人員出面爆料，新冠疫苗也傳出含有氧化石墨烯。

氧化石墨烯(graphene oxide)是石墨烯的氧化物，一般用GO表示，顏色為棕黃色，常見的產品有粉末狀、片狀以及溶液狀的，經氧化後，其上含氧官能團增多而使性質較石墨烯更加活潑，可經由各種與含氧官能團的反應而改善本身性質。氧化石墨烯是一種經由氧化石墨可以單層化至納米級的材料，作為下一代材料備受關注，氧化石墨烯也是一種廣泛使用的人造鐵磁材料，1859年首次發現，氧化石墨烯已有商業應用，特別是在醫學的藥理納米技術遞送系統領域。

最早研究得知氧化石墨烯對小鼠進行氣管內給藥產生肺毒性。

所有新冠疫苗中都含有氧化石墨烯的報導已經開始被歐洲研究人員報導。2022 年 2 月，英國政府一家研究機構做了詳細報告，2021 年 12 月西班牙馬德里一所大學教授的報告，早於英國政府的報告。

氧化石墨烯對人體的影響：

氧化石墨烯本身會產生血塊、會導致血液凝結，形成血栓、減弱人體免疫系統、會引起肺炎、誘發癌症的可能、會導致粘膜發炎、嗅覺喪失。氧化石墨烯為一種生物毒素，當注入體內時，會在所有器官、腺體和組織中積聚，導致不同程度的炎症、氧化作用和細胞損傷。

此外，由於氧化石墨烯是奈米級的，可以到達所有器官並侵入中樞神經系統，換句話説，可穿過了血腦屏障，可以輕易地穿過生理屏障，如血氣屏障、血睾丸屏障和血胎盤屏障，對組織造成急性和慢性損傷，也可能會破壞 DNA 及粒線體。

三位意大利外科醫生發現，在 mRNA 疫苗接種後出現副作用的患者中，94% 的血液中存在「來源不明的各種形狀和大小的紅細胞團塊和顆粒」。

在對 1006 人接種疫苗一個月後的血液進行分析後也發現一種類似於氧化石墨烯的金屬顆粒混合物，可能還有其他金屬化合物，科學家認為氧化石墨烯適合包含在 mRNA 疫苗中。

在臨床經驗中，之前在接種任何疫苗後都沒有觀察到這項研究中 948 名患者血液中發現的突然變化，從完全正常到病理的突然變化，例如紅血球破壞和由重疊的紅血球形成的巨大塊狀異物結構，是前所未有的。」

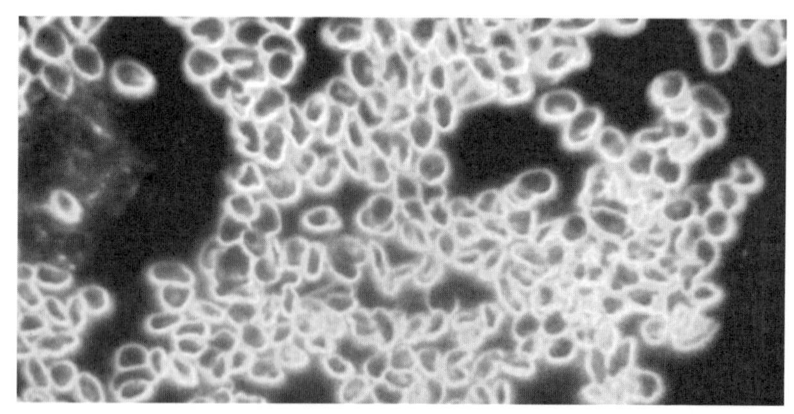

圖：施打 mRNA 疫苗後紅血球凝聚

Chapter 5

新冠病毒是生化武器
削減人口大陰謀

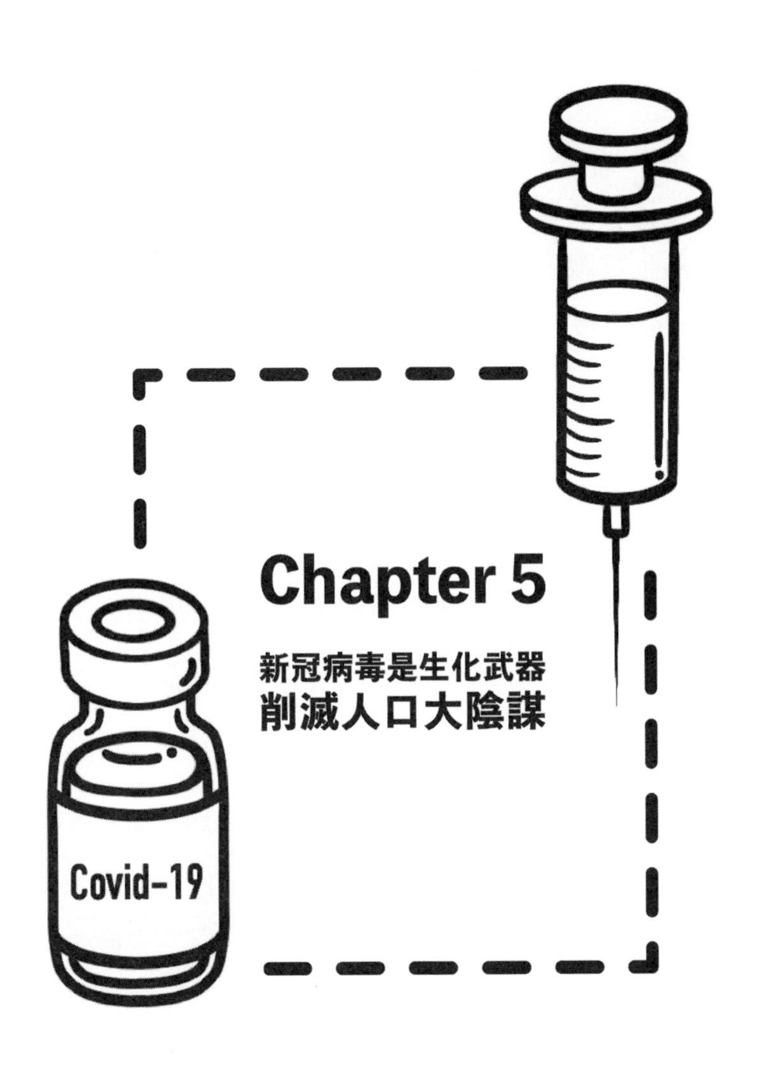

一、生化武器的過去、現在

生化武器（biochemical weapon）是利用細菌、病毒及其產生的毒素來對付人類和動物的武器。1925 年的國際法（日內瓦議定書）禁止使用，使用生化武器的戰鬥被稱為生物戰，歷史上許多國家以研究醫學、細菌學和生化武器防禦方法為藉口，秘密研製生化武器。

核武器、生化武器、化學武器統稱為大規模殺傷性武器，若將這三個首字母簡稱為 NBC 武器或 ABC 武器。發展核武器離不開先進的技術和設施，而化學武器也需要大規模的設施和原材料，才能製造出足夠數量的武器。另一方面，一些生化武器不需要大型設備就可以透過一定的知識和技術製造出來。

生化武器與化學武器的主要區別在於，生化武器即使被感染也不會立即出現效果，並且可以在人與人之間感染，感染的方法和傳染性因地而異，但大多數生化武器都是從一種生物體感染另一種生物體。化學武器由於附著的化學武器的風力和蒸發的影響而造成二次傷害，但基本上傷害僅限於被噴灑的周圍區域，並隨著時間的推移自然消失。

將病原體用於恐怖主義的生化武器事件的例子包括 2001 年美國的炭疽事件，以及日本 1993 年奧姆真理教的龜戶氣味事件（使用炭疽未成功），以及 1995 年該邪教組織噴灑肉毒桿菌（同樣沒有成功）。

生化武器古代即有，在古希臘雅典人將一種名為藜蘆的有毒植物投入基爾哈的水源中，導致居民嚴重腹瀉，雅典人得以入侵。拜占庭人在他們的城牆內使用昆蟲炸彈，將蜜蜂釋放到隧道中以抵禦敵人，並投擲含有蠍子的炸彈。

1348 年，蒙古軍隊在熱那亞的港口城市卡法投放病患屍體作為生化武器，傳播瘟疫（黑死病），1710 年，瘟疫在愛沙尼亞的塔林（Reval）蔓延，1763 年 6 月，在龐蒂亞克 (Obwandyag) 叛亂中曾分發被天花污染的毯子和手帕，稱將「消滅可惡的種族」。此外，據說美國獨立戰爭期間天花的爆發也是細菌戰。

炭疽病（anthrax）是生化武器之一，炭疽桿菌非常容易處理，在發芽之前對各種化學藥品和紫外線都有很強的抵抗力。在感染肺部的吸入性炭疽菌的情況下，死亡率高達 90% 左右。正因如此，炭疽菌一直被視為典型的生化武器，炭疽作為武器的缺點是它不具有傳染性，不能在人與人之間傳播。另一方面，即使使用武器的一方前進到使用地點也不會受到傷害，這也是一個優勢。

天花病毒是另外一種生化武器，1980 年世界衛生組織宣佈天花已被根除，此後停止了天花疫苗接種，今天許多人對天花沒有抵抗力。即使在宣佈消滅天花後，前蘇聯仍秘密大量生產和儲存天花病毒作為生化武器，有人指出病毒株和生化武器技術可能在蘇聯解體後洩露。

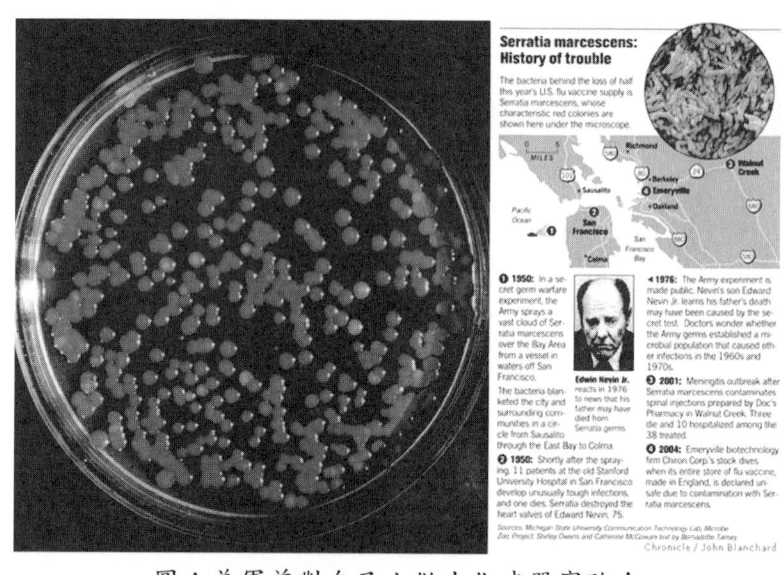

圖：美軍曾對自己人做生化武器實驗！
7 天感染整個舊金山，老翁「尿變詭異紅色」不治身亡。

美國生化武器研究始於1941年10月，富蘭克林·羅斯福總統和美國戰爭部長的領導下在印第安納州的Terra Auto建立了生產設施，已成功將炭疽、Q熱（Q Fever）、布魯氏菌(brucella)、肉毒桿菌(Clostridium botulinum)、兔熱病（Tularemia）和馬腦炎病毒（Equine Encephalitis，EE）大規模生產和武器化。

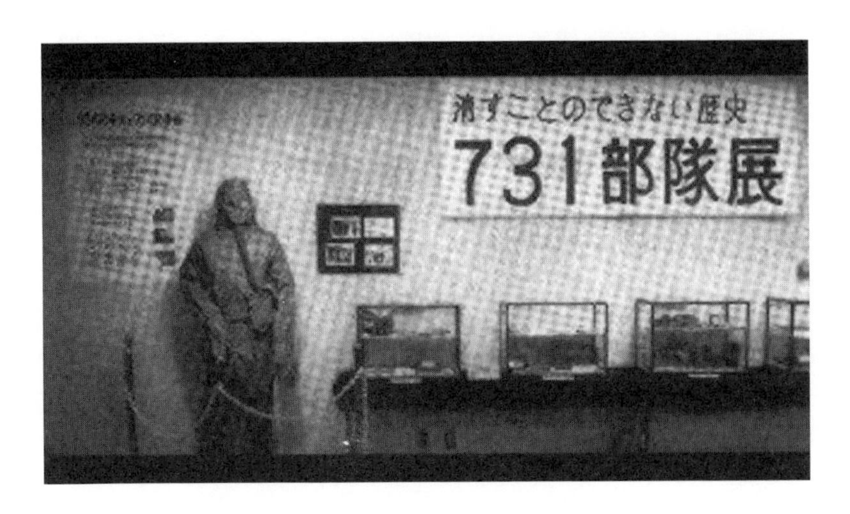

圖：歷史上最著名的生化武器！
第二次世界大戰日本的731部隊。

正式名稱是關東軍防疫供水部司令部，731 部隊的名稱是滿洲 731 部隊的簡稱，是其秘密名稱。在 1941 年 3 月之前稱為石井部隊，以其指揮官石井四郎的姓氏命名。總部設在滿洲里（中國東北），主要任務是為士兵預防傳染病並為此研究衛生供水系統。

731 部隊以研製生化武器和研究治療方法為目的，未經當事人同意，進行了不人道的人體實驗，這一區域當時是日本控制下的滿洲國的一部分。

一些研究者認為至少 10000 名中國人、蘇聯人、朝鮮人和同盟國戰俘在 731 部隊的試驗中被害。戰後，石井四郎表示，醫學研究中有些事情在日本做不了，建哈爾濱的研究機構就是為了做這些事，主要是指人體實驗。

731 部隊將「作試驗」之人員（叫原木）關押在秘密監獄裡，進行鼠疫、傷寒、副傷寒、霍亂、炭疽等幾十種細菌實驗，還進行凍傷、人血和馬血互換、人體倒掛等實驗，甚至進行活體解剖，並與化學部隊共同進行毒氣實驗。

傳統生化武器有細菌類戰劑，主要有炭疽桿菌、鼠疫桿菌、霍亂弧菌、野兔熱桿菌、布氏桿菌等。病毒類戰劑，主要有黃熱病毒、委內瑞拉馬腦炎病毒、天花病毒等。立克次體類戰劑，主要有流行性班疹傷寒立克次體、Q 熱立克次體等。披衣菌 (Chlamydia) 戰劑及毒素類戰劑，主要有肉毒桿菌毒素、葡萄球菌腸毒素等皮真菌類生物戰劑等。

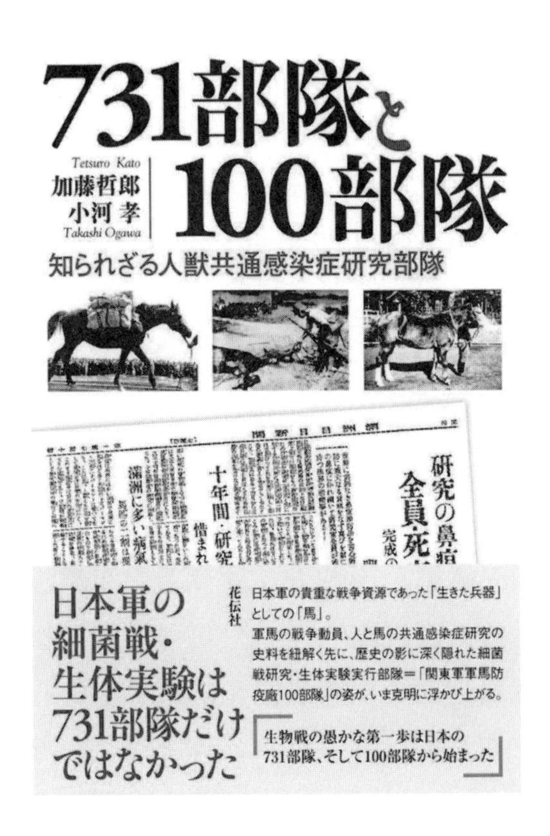

圖：1980 年代有了基因重組技術 (遺傳工程)，後更出現了人造生化武器新興病毒，典型例子是冠狀病毒 (如 SARS 及新冠病毒)。

二、新興病毒是人造生化武器

冠狀病毒是新興病毒的一種，其中 SARS 及新冠病毒可能是中共人造生化武器。

2017 年中國在武漢啟用一座專門研究全球高傳染病毒的研究所，是生物安全級別 P4 級的實驗室（安全四級，可從事致病性微生物實驗），全世界總共有 54 個生物安全級別 P4 級的實驗室，武漢是中國唯一一所，而且距離「華南海鮮市場」僅有 32 公里，與新冠肺炎疫情發源地相近。

「武漢病毒研究所」專門研究 SARS 與伊波拉病毒；由於中國的法規相較歐美鬆散，「武漢病毒研究所」能夠進行動物試驗（animal testing）。法國是全球病毒研究領域的領先國家，1999 年，法國就在里昂設立了全歐洲規模最大的病毒研究中心，2003 年，中國科學院就向法國政府提出協助中國開設同類病毒研究中心的要求。中方的要求在法國曾經引發法國政府以及病毒專家們之間的分歧，因為儘管中國病毒中心可以打擊突發傳染病，但法國有專家擔心中方會使用法國提供的技術來研製生化武器，法國情報部門當時向政府提出嚴正警告。

但是在時任總理拉法蘭的支持下，中法雙方終於在2004 年簽署了合作協定，法國將協助中國建設 P4 病毒中心，但協定規定北京不能將此技術用於攻擊性的活動。該協議在簽署時就曾經引發爭議，之後行政部門百般阻攔。

遠在武漢病毒研究所成立之前就曾由中國爆發冠狀病毒流行即嚴重急性呼吸道症候群（Severe Acute Respiratory Syndrome，縮寫為 SARS），是非典型肺炎的一種，致病原是 SARS 冠狀病毒（SARS-CoV），「SARS」一詞在亞洲各地有不同習慣稱呼，中國大陸慣稱為「非典型肺炎」，並簡稱「非典」。2002 年，該病在中華人民共和國廣東順德首發，並擴散至東南亞乃至全球，稱為 SARS 事件，疫情共擴散至 29 個國家，超過 8000 人感染，其中 774 人死亡。

俄羅斯醫學科學院院士卡雷辛柯夫在 SARS 疫情大規模爆發初期就斷言，這是一種生化武器，極可能是從實驗室裡流出來的，科學依據是 SARS 冠狀病毒是麻疹病毒與流行性腮腺炎病毒的混合體，而這種混合病毒只有在實驗室裡才可能培育出來，在自然環境中根本不可能發生，由 SARS 冠狀病毒外觀也可得知，因非常漂亮又完美，很不可能是天然的。

2015年出版了中國軍事教材專書《非典非自然起源和人制人新種病毒基因武器》，這是由中國知名流行病學專家徐德忠與曾參與抗SARS的醫學博士李峰共同撰寫，內容除了探討SARS冠狀病毒起源外，還論及將SARS冠狀病毒武器化，以及預測第三次世界大戰將以生化武器形式出現。可見由SARS冠狀病毒事件得知「基因武器的新時代」，已來臨，病毒能透過「人為操縱」的方式被改造為新興的人類疾病病毒，進而成為武器，並以前所未見的方式施放出來。

SARS病毒應是中國的生化武器，大多數感染人類的冠狀病毒都是源自蝙蝠病毒，武漢（新冠）肺炎病毒是也來自中國解放軍刻意人為改良的舟山蝙蝠病毒，準備當作生化武器用。

武漢（新冠）肺炎病毒的基因辨識出即爲解放軍發現的「舟山蝙蝠病毒」，而且判定武漢華南水產中心是刻意遭到放毒。2003年的SARS病毒後來在2013年也被發現來自於雲南蝙蝠病毒，其中一個證據就是RDRP（RNA-dependent RNA polymerase）基因（作用是適應宿主的細胞），SARS與雲南蝙蝠病毒在此基因相似度達到87%到92%，而武漢（新冠）肺炎病毒與舟山蝙蝠病毒基因對比相似度達95.7%。

武漢（新冠）肺炎的病毒，就是來自於中國軍方於2018年在舟山蝙蝠身上發現並分離的新型冠狀病毒，其病毒序列可以在美國國家衛生研究院（National Institutes of Health，NIH）的基因資料庫找到，當年，由南京軍區軍事科學研究所撰寫研究論文，還收錄在國際知名病毒期刊 Emerging Microbes & Infections（EMI）中。

當中國把正確的武漢（新冠）肺炎病毒交給世界衛生組織之前，外界尚未知道來自於舟山蝙蝠病毒時，長期為中國官方發聲、帶風向的《財新網》，突然出現一篇香港專家袁國勇指稱是舟山蝙蝠病毒，再由來自中國內陸的香港大學教授朱華晨出面否認。在中國提交正確的病毒基因序列之前，《財新網》報導的目的就是帶風向，讓人從一開始就排除掉舟山蝙蝠病毒。而爆料的中國內部科學家說，當時就是看了《財新網》報導，去查基因資料庫，發現什麼都查不到，直到中國交出正確的基因序列為止。

此外，為何中國官方運作刻意隱瞞舟山蝙蝠病毒？跟最早案例來自華南水產市場有關，由於華南水產市場並沒有買賣舟山蝙蝠，食用舟山蝙蝠，因此這個病毒可能是人為散佈在水產市場中，若被外界發現武漢肺炎是舟山蝙蝠病毒，將難以自圓其說。

另外，武漢也有專門研究 SARS 和伊波拉等危險病原體的中國科學院武漢國家生物安全實驗室（P4 等級實驗室），更引起外界對病毒來自中國本身的懷疑，但究竟是人為還是失控的意外，目前尚未有直接的證據。

科學分析結果表示，武漢（新冠）肺炎病毒似乎是蝙蝠冠狀病毒與起源未知的冠狀病毒之間的重組病毒。重組發生在病毒突刺糖蛋白內，該蛋白可識別細胞表面受體。此外，該研究結果表明，與其他動物相比，基於蛇的 RSCU 偏差類似，RSCU 是同義密碼相對使用度（Relative synonymous codon usage ）蛇是武漢（新冠）肺炎病毒最有可能使該病感染爆發的野生動物庫。武漢（新冠）肺炎病毒的突刺糖蛋白內的未知來源的同源重組可能有助於從蛇到人的跨物種傳播。

由動物身上的冠狀病毒，到人體傳播的冠狀病毒，沒有外力操控是不可能達到如此程度的演化的。

美國眾議院共和黨的研究團隊於 2021 年 8 月 2 日公佈武漢肺炎（新型冠狀病毒病，COVID-19）溯源最新報告，指稱「證據優勢」（preponderance of evidence）顯示，中國科學院武漢病毒研究所改造病毒外洩，造成疫情蔓延。

報告羅列出關鍵人物和相關事件發生時間點，包括武漢病毒研究所所長王延軼、武漢國家生物安全四級（P4）實驗室主任袁志明、中國病毒學家石正麗等人；疫情最早傳播時間等等。報告結論指出，武肺病毒就是由武漢病毒研究所在 2019 年 9 月 12 日之前的某個時候意外釋放的；病毒之所以外洩，是因為實驗室安全標準不合格。該病毒不久後在 2019 年 10 月 18 日，於正好在武漢舉辦的「世界軍人運動會」傳散，進而把病毒蔓延到其他國家去。

中文版報告下載地址：

https：//docs.voanews.eu/zh-CN/2021/08/07/72135fef-0add-4ab0-adcc-f71b9ddabe24.pdf

英文報告下載地址：

https：//gop-foreignaffairs.house.gov/wp-content/uploads/2021/08/ORIGINS-OF-COVID-19-REPORT.pdf

由於美國曾提供經費給中國武漢病毒研究所，所以有此一說：新冠病毒是作為生物武器進行基因工程改造的，源自美國北卡羅來納州 BSL-3 實驗室 (The Biosafety Level 3 ，BSL3，laboratory)。生物安全 3 級 (BSL3) 實驗室是一個受控環境設施，用於處理和控制植物病害和昆蟲，人工氣候室經過精心設計，可維持 BSL3 實驗室的運作並監督研究人員開展的項目。病毒是由「深層政府」從北卡羅來納州傳播到中國、意大利以及全美國的。

經過美國記者團隊艱苦卓絕的努力，終於追溯到了新冠肺炎零號病人。

這個零號病人，果然就是曾參加武漢軍運會的美國軍人，她的名字叫 Maatje Benassi，這位美國女軍官的背景非常特殊，她跟美軍德特裡克堡 P4 生化實驗室 (Fort Detrick P4 Biochemical Laboratory) 有密切關係，其家族已有多人確診，其中一位還是荷蘭第一個確診病例，確診前去過意大利倫巴第大區，導致了該區的疫情大爆發。

美國是新冠病毒發源地的証據環環相扣，武漢軍運會後專機接回的 5 位特殊士兵和美國被關閉的生化實驗室，有了實質性的關聯。

可以確定的是，新冠病毒是生化武器。

而且與美、中、法三國有關。

三、政府與藥廠、財團的勾結

一直以來政府與藥廠、財團的勾結是西方醫學不能說的秘密，最近的新冠肺炎疫情，在疫苗、快篩試劑與治療用藥方面，此種勾結更發揮到極致。

茲先以大家熟知的癌症為例說明之

全世界企業一般公認利潤最高行業有三種，即石油產品、軍火與藥品，而台灣人流行語中最好賺行業第一是賣冰，第二是做醫生。

長久以來醫藥界及醫療器材業與醫院及醫生就是利益共生體，這是眾所皆知的事，大多數醫生會讓曾經有某些「症」而吃藥的人告訴所有周遭人，這種「症」是多麼嚴重的「病」。

藥廠也會提供研究經費給知名大學的醫生，或是教授做研究。教授升等需要研究報告，藥廠也需研究報告證明藥物有效，這是共生結構體。

更何況全世界大部分國家都有全民健保制度，全體民眾交的錢，醫生豈有不想多撈的理由！

癌症英文叫cancer，也是螃蟹的英文，癌細胞與螃蟹一樣都會橫行無阻而且堅硬，這是由古希臘文karbinos演變而來，原意是蟹的意思，另一螃蟹希臘文為karkata，另依印歐語系，karkar -是加倍之意，更原始的意思kar -，則是指硬和堅固 ，相關語karbinos，Sans karkara也是指粗糙、堅硬。

因此癌症是惡性腫瘤，早在拉丁文就記載了，古代的醫生摸到了腫瘤，第一個印象就是硬的異物，就取名為cancer，螃蟹也是有堅固的外殼而得名，事實上印歐語系都是一樣用堅固來形容螃蟹。

在西洋占星學上cancer是指巨蟹座，這是一個在雙子座跟獅子座的星座，也是黃道第四宮，是由六月二十一日時開始，而北回歸線英文也是tropics of cancer；地球會偏轉，當太陽會直射北回歸線，剛好是黃曆的巨蟹宮。

依中醫最基本的理論，症出現於四肢五官，而病存於五臟六腑。西方醫學中「症」是表面的現象，就如發燒、頭痛、咳嗽只是感冒症狀，而「病」則是因為身體內部的器官、細胞有了問題而導致。也就是說症狀（symptom）是描述身體狀況的很重要的指標參數之一，是指「來自病人的主觀感受」，較為人熟知的症有憂鬱症、過敏症、失眠症、乾眼症及四肢無力症等。英文的symptom，字根來自於希臘文 σύμπτωμα，意思是「降臨在身上的不幸與惡運」。

疾病(disease)是人體在一定原因的損害性作用下，因自我調節混亂而發生的異常生命活動過程。所以疾病是一定的原因造成的生命不正常狀態，在這種狀態下，人體的形態，功能發生一定的變化，使得正常的生命活動受到限制或破壞，遲早會表現出可覺察的症狀，這種狀態的結局可以是恢復正常或長期殘存，甚至導致死亡。

許多「疾病」，西醫不能確定其原因，只能把它稱為「症」，或是「症候群」由於「病」「症」難分，所以症也成為病的另一用語，西醫會告知需不斷檢驗及長期用藥，所以醫生及藥廠是這種科學騙局下最大受益人，兩者互相勾結成為「發明疾病的元兇」。

以目前流行病之一的「憂鬱症」為例，醫生的收入與藥廠的收入是一體的。醫生會告訴憂鬱症病人，這種病不能根治，只能長期吃藥？因為一旦憂鬱症病人痊癒不用再吃藥之後，醫生與藥廠的收入勢必減少。在目前健保制度下，讓醫生能藉由開藥量來增加收入，而屬於精神科範圍的「憂鬱症」根本沒有客觀具體的科學根據，理論上憂鬱症可能是腦部血清素不足的緣故，血清素（叉叫血清張力素，serotonin，又稱 5- 羥色胺和血清胺，簡稱為 5-HT）為單胺型神經遞物質，可是憂鬱症並不需要抽取腦部液體檢驗證明就可以開藥，一般病人也不會問醫生，為何叫憂鬱「症」而不叫憂鬱「病」？更不會有人沒問醫生，為何不抽血或做其他檢查，看是否某個器官出了問題，才會得憂鬱症。

更可怕的是抗憂鬱症藥劑「會引發自殺念頭以及暴力行為」，美國食品藥物管理局已規定藥廠須將此警告標語印在藥物包裝紙盒上，可是台灣卻不必，所以憂鬱症患者自殺非死於憂鬱症本身，真正的元兇是抗憂鬱症藥劑，也就是醫生及藥商。

長期以來錯誤的科學教育誤導民眾，生病一定要看醫生，吃藥才是對的，其實症與病應分開思考，很多症的治療西醫是無能的，癌症是其中之一，因為癌症是症而非病，西醫自己都承認此點，只有民眾也受偏差宣導而一直誤信癌症得靠西醫才有救！

到目前為止引發癌症的真正原因並不知，所以癌只是一種症狀而非病因，目前西醫只是針對癌的症狀下手，用割、殺、切各種方式來消除症狀，結果根本原因不清楚，更談不上去處理，更何況癌細胞本身也有生命，生命間不彼此尊重和平相處，反而以打壓方式，結果導致病人免疫力下降，有多少癌症病患在西醫治療摧殘下最後痛苦的死於開刀、放療、化療，甚至於標靶治療。

懷疑自己有癌症病患初到醫院，醫生就開始作一連串檢驗，很多人在尚未完成檢驗工作時就死於檢驗臺上，而最大獲利者當然是醫生，醫院及醫療器材商。

接著所有治療癌症方式都有很大副作用，當然醫生會想盡辦法安撫病人，靠西醫治療存活超過五年的病人當然有，但存活的人卻需帶著痛苦的後遺症，更何況且有更多人死於西醫治療過程。

而對於新冠疫苗，在政府及媒體推動下，美國輝瑞公司 2021 年靠新冠疫苗 BNT 大賺 368 億美元，成為單年銷量最高的藥品，總收益翻倍至 813 億美元，非政府組織 Global Justice Now 批評這樣的年收入超過大多數國家的 GDP，並指責輝瑞「敲詐公衛系統」。

輝瑞 2021 年淨利近 220 億美元，高於 2020 年的 91 億美元，2022 年將靠疫苗賺約 350 億美元、口服藥「Paxlovid」約 220 億美元，年收入將破紀錄達 980 億至 1，020 億美元。

輝瑞 2021 年已超過生產 30 億劑疫苗的目標，2022 則超過年能生產 40 億劑，口服藥已獲得 40 個國家緊急使用授權（EUA）。但輝瑞卻被控沒有分享疫苗配方，讓貧窮國家的藥廠能夠生產更便宜的疫苗，mRNA 疫苗應該要徹底變革全球應對新冠肺炎，輝瑞卻拒絕向全球大部分地區分享這項重要的醫療創新，同時以超高價格敲詐公衛系統。

根據另一分析報告，美國輝瑞大藥廠、BioNTech 和莫德納，因研發的疫苗高度成功，三家公司平均日賺 9350 萬美元（約新台幣 26 億元），而貧窮國家仍有許多人未接種疫苗。

「人民疫苗聯盟」（People's Vaccine Alliance）表示，這三家公司將大部分的 COVID-19（2019 冠狀病毒疾病）疫苗賣給富有國家，卻對低所得國家棄而不顧。

根據三家公司的財報數據估算，2021 年稅前獲利總計 340 億美元，換算後相當於每秒賺逾 1000 美元，每分鐘 6 萬 5000 美元，或每天 9350 萬美元（約新台幣 26 億元）。

全球疫情下各大藥廠大賺疫苗災難財，據《福斯商業新聞》（Foxbusiness）資料，藥廠輝瑞（Pfizer）和 BioNTech 在疫情下推出疫苗的營收，將達 150 億美元，莫德納（Moderna）為 184 億美元、嬌生（Johnson&Johnson）子公司楊森製藥（Janssen）為 100 億美元，輝瑞和 BioNTech 的武漢肺炎疫苗，為首個獲得美國食品藥品監督管理局（FDA）緊急使用授權的疫苗，其有效性達 95%，在美國獲得的疫苗總劑量中，約超過 4680 萬劑。據輝瑞的最新收益報告，該公司將和 BioNTech 均分疫苗利潤，疫苗在 2021 年，為兩公司帶來 150 億美元的營收。輝瑞和 BioNTech 的疫苗需要施打兩劑，其在美國的售價為 39 美元、歐盟為 28 英鎊。

第 2 批獲得 FDA 緊急使用授權的疫苗，為莫德納疫苗，其相對保護力達94.5%，美國約獲得超過4490萬劑。莫德納在其第 4 季的收益報告中指出，預計其疫苗營收將達 184 億美元；該公司的目標，是在 2021 年交付 10 億劑疫苗，在 2022 年交付 14 億劑。而需要施打兩次的莫德納疫苗，其在美國要價 30 美元，在歐盟為 36 美元。

嬌生子公司楊森製藥的疫苗也獲得 FDA 的緊急使用授權，其在預防成為中度與重度病患的效力達 66%，楊森製藥在 2021 年生產 10 億劑疫苗用於全球分銷，預計其將帶來高達 100 億美元的營收。

藥商大賺錢，而背後有無官商利益勾結呢？

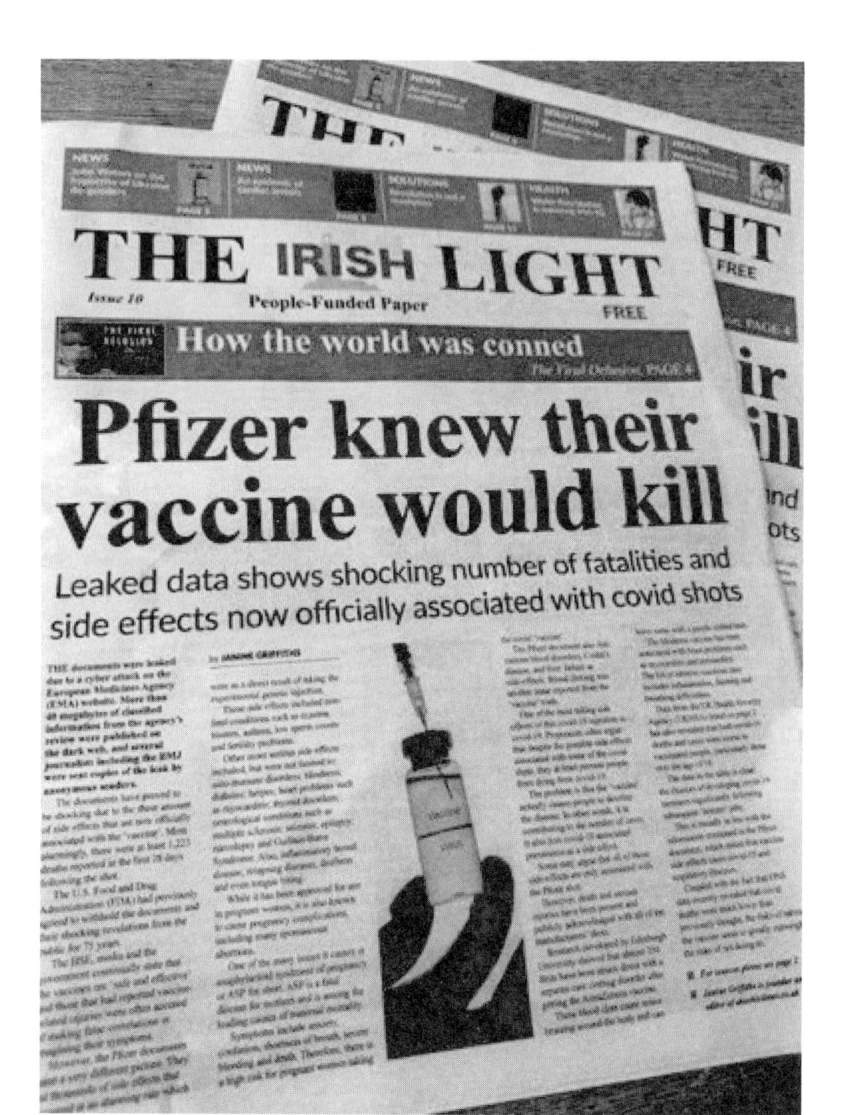

THE IRISH LIGHT

Issue 10

People-Funded Paper

FREE

How the world was conned

Pfizer knew their vaccine would kill

Leaked data shows shocking number of fatalities and side effects now officially associated with covid shots

四、削減人口大陰謀－比爾蓋茲的理論

1995年9月27日，在美國舊金山曾召開秘密的「費爾蒙特飯店(The Fairmont Hotel)會議」，該會議認為：由於世界人口的過剩，世界將分化為20%的全球精英和80%的人口垃圾。

方法有二，一是採用茲比格涅夫· 布熱津斯基（Zbigniew Brzezinski，美國總統卡特的前國家安全顧問）的「餵奶主義」（tittytainment）戰略，即「棄置和隔絕那些無用而貧窮的垃圾人口，不讓他們參與地球文明生活的主流。僅由20%精英將一些消費殘渣供給他們苟延殘喘。」

其二是設法逐步用「高技術」手段消滅他們。

這個會議的參加者有之後的美國總統布希、英國首相佈雷爾、微軟總裁比爾· 蓋茲、未來學家奈斯比特和新保守主義大師布熱津斯基等。先進國後來實施的政策與這次會議究竟有多大關係不得而知，但是美英等國的政策效果似乎正在印證這次會議的共識。

所謂「高技術」手段是現代科學技術，包括"乾淨"核子技術，遺傳基因武器技術以及生化武器技術等。也就是說，現在已可以使用表面較"人道"的方式而不是血腥、大規模地消滅劣質人口和文明。

2015年，微軟創辦人比爾·蓋茲就曾語重心長提醒大眾：「未來幾十年內，如果有什麼東西可以殺死上千萬人，那可能是種有高度傳染性的病毒，不是戰爭、不是導彈，而是微生物。」但當時沒有引起太多關注。2022年4月底，他在12分鐘的演講中再度以前瞻的眼光，提出一個阻止下一場大流行傳染病的解決方案，希望在世衛組織及各國政府的幫助下，共同實現這一目標。

首先他以古羅馬的消防員如何滅火的故事，帶入當今人類對火災以應對自如，而與病毒的這一役，或可從中「比照辦理」。

「西元6年，一場大火摧毀了羅馬。應對此次火災，皇帝奧古斯都（Emperor Augustus）做了一件在帝國歷史上從未做過的事，他創建了一個永久性的消防團隊，用著像這樣的水桶。」演講臺上還真擺了一個木桶。

「奧古斯都意識到，個人無法保護自己免受火災的威脅，人們需要群體的幫助，一幢房子若不幸著火，就會給他人的房子帶來風險。在這幾年，我們見證的就如一場可怕的全球火災。新冠疫情已導致數百萬人死亡並破壞了經濟，我們不希望再重蹈覆轍。」

蓋茲認為新冠肺炎的可怕程度怎麼說都不過分，它加劇了富人和窮人之間的健康不平等，你的倖存機率和你的收入、種族和居住地密切相關。

「我們應該抓住這個機會創造一個讓所有人都有機會活得健康、充實的世界。並且不用擔心下一次疫情影響生活，」

若人類走對下一步棋，新冠肺炎可成為最後一場大流行病。走對下一步棋先從滅火得到啟發。

隨著時間的推移，人們變得擅長預防大火災，防火有著充足的預算資金，如果火警現在響了，所有在場觀眾都知道，我們應有序走向安全出口，在外面等待指令。

「我們清楚救援馬上會到，因為我們有很多訓練有素的消防員，單美國就有超過 37 萬專職消防員，這個數字比我想像的還要多。我們很容易獲得大量的水，美國差不多有 900 萬個消防栓，」

總結來說，蓋茲倡議投入鉅額資金、大量訓練專業人士、完善的系統，是人類來對抗大流行的必要條件。而且全世界必須建立一個新團隊，這個團隊叫「GERM」，四個字母分別代表全球（Global）、流行病（Epidemic）、反應（Response）和動員（Mobilization）。

這是一個全職小組，他們唯一的重點職責是在全球傳染病的早期控制，把病毒扼殺在搖籃裡，甚至更早更快，這個效率取決於這些專家日常的訓練強度和頻率。

GERM 由來自不同領域各種專家組成：流行病學家、資料科學家、組織專家等。這支隊伍不僅僅有科學或醫學知識，還具有溝通和外交能力。

除了人，世界還需要「防疫神器」

蓋茲在臺上從木桶裡拿出一個小的檢測機器，叫做「Lumira」。有了，可以在世界任何地方檢測多種傳染病的病原體，而且比 PCR 檢測更快捷，成本卻只有 1/10，幾乎可以在任何地方使用。

另有一種吸入式藥物可保護人們免受傳染，同時不依賴病原體，就能觸發人體的免疫系統實現保護力。

還有疫苗，不但在這場流行病中發揮了奇蹟般的作用，還拯救了百萬生命。不過，蓋茲認為疫苗還有進步的空間：「我們需要投資研發更容易提供的疫苗，如手臂貼片或鼻腔噴霧。我們需要可以阻斷感染的疫苗，因為還是有不少人是突破性感染。」

蓋茲的結論是「如果我們走對棋，我們可以讓新冠肺炎成為最後的大流行病，我們也可以為所有人建造一個更健康、更公平的世界，」蓋茲下了一個結論説。

比爾蓋茲捐了1.5億美金給WHO，要幫助研發疫苗與防疫，此舉卻也引發在白宮連署網站指控他「反人類罪」，意圖減少人口成長。

有網友在美國白宮連署網站發起提案，呼籲針對比爾及梅琳達·蓋茲基金會（Bill & Melinda Gates Foundation）」進行醫療事故與反人類罪的調查。武漢肺炎的大流行期間有許多問題沒有得到解到解答，包含在武漢舉行的世界軍事運動會，質疑從那時起全球就有許多疫苗與生物追蹤被推動與研發。

比爾蓋茲曾說：「希望透過疫苗接種，讓人口成長率減少 10% 到 15%」，同時指稱比爾蓋茲夫妻的基金會在資助研究的疫苗，聯合國兒童基金會和 WHO 已被公開指控，在非洲的破傷風疫苗中偷偷加入 HCG（類絨毛膜性腺激素）抗原，該抗原可能導致不孕症，指比爾蓋茲資助疫苗研發是為了消滅人口。

事實上，比爾蓋茲確實認為人口急速成長是需要被處理的問題，尤其在非洲貧困地區最為嚴重，也曾說避孕會是當地最重要的工作，希望透過避孕達成人口控制。

但根據事實查核組織《PolitiFact》、《Fact Check.org》，以及《美聯社》的查證報告，傳言誤解比爾該蓋茲的說法，他並沒有要透過疫苗來減少地球的人口。

上述單位的查證報告指出，比爾蓋茨所談論的是透過改善疫苗和醫療降低兒童死亡率，進而使家庭生較少孩子，降低人口增長率。因此，根據查證，流傳影片錯誤解讀比爾蓋茲的演說內容。

但包括台灣在內的全世界各國的事實查核中心都是政令宣導中心，不實資料居多，是典型的「造謠中心」。

COVID-19 策略路線圖

推行達至「極權新常態」制度的 12 個步驟

重要資訊

1. 製造問題

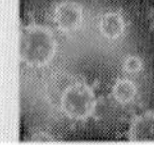

炒作有類似感冒病徵的普通感冒病，即使是平時，免疫力較弱的人遇到普通感冒病菌也會病倒甚至引發併發症死亡，而普通人患感冒也是會完全康復的。

2. 製造恐慌

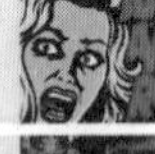

用已長年操控的主流媒體渠道每天每分每秒無間斷報導有關 COVID (Coronavirus Disease 冠狀病毒病) 的「確診」和死亡個案，但絕不提及死者都是死於本身的長期病患或併發症、以及「確診」者純粹有普通感冒病徵甚至毫無病徵的事實。同一時間大規模封鎖所有挑戰官方說法的質疑聲音、從而放大恐懼、並促使人們漸漸自願放棄自己的自由。

3. 封城

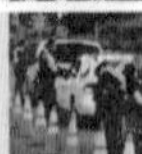

通過逐步封城手段達至黑暗權貴人仕籌劃多年想推行的「世界性秩序重組大計劃」，內容包括：(1) 迫使所有小規模的公司倒閉；(2) 讓市場消費轉至大型和跨國企業，進一步泵大它們的財力、權力和勢力；(3) 泵大各國政府的負債規模；(4) 推廣「無現金」消費模式，取締現金。

社會和經濟自由的消失

4. 誇大「確診」數字

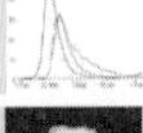

用一個根本不是用來判斷傳染病病毒存在與否的 PCR (Polymerase Chain Reaction 聚合鏈反應) 技術來判斷接受「測試」者有否「確診」，利用如此虛假的「確診」數字來製造巨大社會恐慌。繼續沿用醫療業內傳統、黑暗的賄賂手段獎勵以 PCR「測試」協助增加「確診」數字以及唱好有毒疫苗注射的醫生和相關醫療人員。

5. 利用口罩放大恐慌

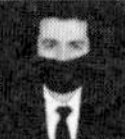

通過推行配戴口罩的行為增加人與人之間的心理壓力、把原有的社會恐慌進一步放大。事實上，口罩根本不能阻擋任何病毒的傳播，長期配戴口罩對個人健康只有負面的影響，例如：長期缺氧、循環吸入充滿細菌的空氣、引發支氣管肺炎徵狀、導致牙肉細菌感染等等。

6. 推行追蹤和監控

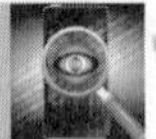

通過製造巨大恐慌促使人們自動放棄自身自由，接受以「維護健康」的理由接受各種監控措施、奉獻個人資料和數據，如自己的行蹤和與所謂「確診」者接觸的記錄等。

社交私隱的消失

7. 推行「健康證明通行證」制度

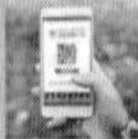

通過推行「健康證明通行證」(或安裝於智能手機上的電子版本「健康證明通行證」) 制度限制個人行動的自由，包括上學、上班、使用不同社會或私人機構服務的權利等。使人們習慣將來可推行、巨全球定位/追蹤/監控功能的超級個人電子身份制度（「ID2020」）。

個人行動權利的消失

8. 大力推動 5G 微波網絡的發展

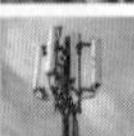

5G 網絡技術可從各類個人行動裝置 (包括已與網絡連接的家庭電器等) 高速收集龐大的私隱數據和資料。5G 網絡的高頻率微波輻射可拉低人體的血液含氧水平，觸發與肺炎類似的不適症狀，順便歸咎於所謂的 covid 病毒病、進一步煽動社會恐慌。

9. 推行強迫性疫苗接種

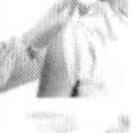

強迫疫苗接種計劃不單為多年來原本已是胡作非為的跨國醫藥集團帶來豐厚利潤，這些跨國醫藥集團公司更加是受到以往實施的不公平法律保障而不需要就任何疫苗接種造成的傷亡個案付上任何法律責任。它們推出的新疫苗更是含有可改變人體 DNA 的有毒化學成份，經接種人仕等同「被基因改造的新人類」，他們會比以前更富服從性，並可能終生不育，成就黑暗權貴人仕欲大幅減少全球人口的巨大陰謀。

自身健康權利的消失

10. 推行「無現金」經濟模式

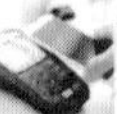

現金消費一直保障個人消費私隱，而一個去除現金的社會經濟模式會徹底摧毀此等私隱保障；日後通過百分百電子消費制度，相關政府人員可隨時隨地輕易地限制不合作人仕的所有消費自由和權利。

個人消費權利的消失

11. 人體微晶片植入

把可與遠程 RFID (無線頻率辨識) 技術配合的微晶片植入人體內，無間斷監視每個人的一舉一動，包括他們的活動範圍、與其他人接觸的資料、個人健康狀況、個人消費記錄等，個人私隱蕩然無存。由自願性質至強迫植入，最終所有人會被迫與人工智能系統互相連接、合併。

個人私隱的消失

12. 2030 年前完全實行「極權新常態」制度

「新常態」形式社會只為一小部份秘密的黑暗權貴人仕而設，他們的最終目的是要建立一個全球人口數目極少、無人類意志、以高科技全方位監控的極權生存環境，裡面的人被疫苗基因改造、終極服從、被限制社交、也被植入微晶片、身體無時無刻與互聯網和人工智能系統連接、過着百分百的虛擬生活。此模式一旦實行，我們便正式進入 21 世紀極權法西斯、共產主義專政的制度。covid 只是一個煙幕。人們是時候醒來了!

人類精神和意志的消失

DissidentSignPosts.org

五、抗病毒有效但遭打壓的伊維菌素

伊維菌素的發明

伊維菌素（ivermectin）也稱為愛獲滅，是一種歸類為大環內酯類的抗寄生蟲藥，由放線菌產生的阿維菌素（Avermectin）的化學衍生物。

美國默克公司生產的商品名為 絲每妥(Stromectol)，日本 Maruho。由美國默克製藥公司根據日本大村智發現的放線菌鏈黴菌產生的物質而開發。最初的用途是作為動物用藥，預防和治療絲蟲病和蛔蟲病。

1987 年批准用於人用，現用於頭蝨、疥瘡、河盲症（盤尾絲蟲病）、腸類圓線蟲病、鞭蟲病、蛔蟲病、淋巴絲蟲病等寄生蟲病，可由多種機制起作用以殺死目標寄生蟲，並且可以口服或應用殺滅於皮膚外寄生蟲。

1974 年，日本微生物學家大村智(Satoshi Omura)帶領的研究小組從靜岡縣伊東市採集土壤樣本，評估微生物作為新型生物活性物質來源的特性。

大村智等人從土壤中分離培養出一種當時不為人知的放線菌阿維鏈黴菌(*Streptomyces avermitilis*)，並將其寄給美國默克製藥公司治療研究所的威廉· 坎貝爾(William Campbell)。因北里研究所研究員大村在留學期間結識默克公司，獲得研究經費，同時發現並提供有前途的微生物，讓默克公司得以開發藥物並持有專利。該藥物已商業化。

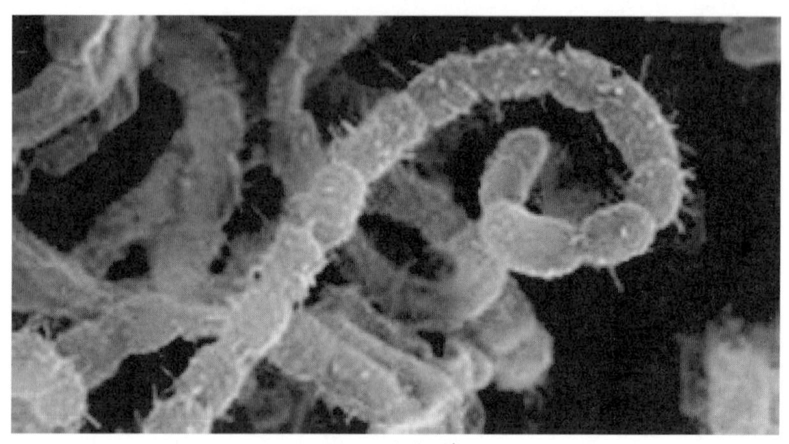

圖：鏈黴菌

專攻寄生蟲學的坎貝爾帶領默克團隊在各種培養基中培養了大村的放線菌，1979 年，他們從培養物中分離出活性化合物，並且由於這些化合物能夠驅除小鼠體內的蠕蟲，稱之為「除蟲菌素」和放射性物質，並將這種真菌命名為*Streptomyces avermitilis*。

在各種阿維菌素中，化合物「阿維菌素 B1」口服時最有效，他們合成了改進形式以改善阿維菌素 B1 的藥理特性，最後選擇了至少 80% 22，23- 二氫阿維菌素 B1a 和高達 20% 22，23- 二氫阿維菌素 B1b 的混合物，該組合被命名為「伊維菌素」。1981 年，默克公司開始將伊維菌素作為動物用抗寄生蟲藥進行銷售，到 1986 年，已在 46 個國家註冊使用，1980 年代後期，伊維菌素已成為世界上最暢銷的動物用藥之一。

1981 年，默克公司的科學家在塞內加爾和法國進行了臨床試驗，以測試伊維菌素對人類盤尾絲蟲病（河盲症，river blindness）的安全性和有效性。自 1982 年以來，默克公司與世界衛生組織合作，在包括加納和利比亞在內的四個國家對 1200 人進行試驗，證明每年一次的一顆藥片可以消除大多數寄生蟲。1987 年獲准用於人類，次年開始免費提供根除盤尾絲蟲病所必需的伊維菌素（藥物名稱：Mectizan）。1998 年，免費提供範圍擴大到用於治療淋巴絲蟲病，默克、世界銀行、世界衛生組織、卡特中心和許多其他組織都參與了這項捐贈計畫。默克藥廠威廉· 坎貝爾和大村智因此一發現和應用而獲得 2015 年諾貝爾生理學和醫學獎。伊維菌素是一種肌肉鬆弛劑，可使寄生蟲神經細胞和肌肉細胞感覺無力，癱瘓和死亡並被排出體外。

伊維菌素作為腸道驅蟲藥、抗絲蟲藥和治療體外寄生蟲感染被列入世界衛生組織基本藥物清單，2014 年被批准為治療人疥瘡的口服藥物。

大村智領諾貝爾獎時，曾經說過：「大自然的微生物不會產生無用的代謝物，而我們人類對這些微生物所帶來的用處，實際上是知之甚少的。」

伊維菌素因為「一種藥物，多種用途」，曾被《自然》雜誌集團旗下的《抗生素期刊》稱為「神奇藥物」（wonder drug）。

伊維菌素與新冠肺炎

2020 年 4 月，在新冠肺炎流行初期，一項體外研究顯示，高濃度伊維菌素可抑制新型冠狀病毒的生長，但大多數科學家和醫生都持懷疑態度，因為對人體的療效尚未得到證實，但有關其預防和治療有效性的資訊在網上廣泛傳播，該藥物開始受到公眾的歡迎。有些人進口伊維菌素用於非處方用途，或者以高於批准作為抗寄生蟲藥物的劑量服用伊維菌素。

在 2021 年世界衛生組織、美國國立衛生研究院（NIH）和歐洲藥品管理局（EMA）等全球主要衛生組織已批准伊維菌素用於預防和治療新冠肺炎以外的臨床試驗，進行打壓伊維菌素並建議不要使用。

儘管如此，關於伊維菌素的資訊繼續在社交媒體上傳播，並且仍然是反疫苗和陰謀論者的信仰對象。

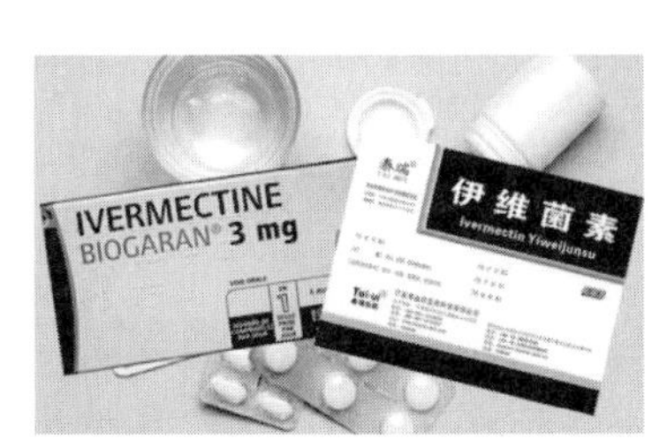

圖：伊維菌素

共同獲得諾貝爾獎的大村智表示，「新型冠狀病毒是一種人工製造的病毒，「伊維菌素是新型冠狀病毒的特效藥」，「如果你認識到便宜的伊維菌素的作用，政府和國際組織不會批准，因為它會損害開發新藥的製藥公司的利益」，伊維菌素目前是專利過期的學名藥，在印度售價一顆為 0.2 美元，對製藥公司而言根本無利潤。

2021 年 7 月，大村現身反疫苗世界健康委員會組織（World Council For Health）舉辦的國際線上會議「世界伊維菌素日」。該活動包括來自（FLCCC Front Line COVID-19 Critical Care Alliance 前線 COVID-19 重症監護聯盟）的醫生以及英國的伊維菌素推薦開發 (BIRD) 和其他相關國際組織，該組織一直被深層政府指責讚揚伊維菌素和傳播錯誤資訊。2021 年 12 月，大村主編的《伊維菌素：它能成為新冠治療的救星嗎》一書出版，入選國家學校圖書館理事會選書，推薦人是東京醫學會會長尾崎春夫。

FLCCC 聯盟在 2020 年 12 月 8 日發表：
伊維菌素已經在世界多個地區根除新冠病毒感染，
數十項「從工作臺到床邊」的臨床研究已證明有效性。

- 自 2012 年以來，多項體外研究表明，伊維菌素可抑制包括流感塞卡熱和登革熱在內的多種病毒的複製。

- 伊維菌素抑制 SARS-CoV-2 複製，並且在受感染的細胞培養物中 48 小時後幾乎所有病毒都消失了。

- 伊維菌素具有有效的抗炎作用，體外數據證明有效抑制細胞因子的產生和核因數 B(NF-B) 的轉錄，核因數 B 是核因子活化 B 細胞 κ 輕鏈增強子（nuclear factor kappa-light-chain-enhancer of activated B cells，簡稱為 NF-κB）核因數 B(NF-B) 是一種控制 DNA 轉錄的蛋白複合體抑制則能抗發炎。

- 伊維菌素對感染了類似於 SARS-CoV-2 的病毒的小鼠給藥後，可顯著降低病毒載量並防止器官損傷。

- 伊維菌素可防止新冠病毒在接觸受感染患者的人群中傳播和擴展。

- 伊維菌素加速恢復並防止在症狀早期接受治療的輕度至中度患者病情惡化。

- 伊維菌素加速住院患者康復，避免入住和死亡。

- 伊維菌素降低新冠肺炎重症患者的死亡率。

- 伊維菌素在廣泛使用的地區顯著降低了死亡率。

- 伊維菌素的安全性、可用性和成本與接近零的藥物相互作用相關。

- 伊維菌素在近 40 年的使用和數十億次劑量中僅觀察到輕微且罕見的副作用，幾乎是完美的。

- 世界衛生組織早已將伊維菌素列入其「基本藥物清單」。

2021 年 10 月 2 日，美國右翼付費新聞頻道 OANN（One America News Network）報導稱，印度北方邦已實現新冠病例清零，而這一成就歸因於「伊維菌素」（Ivermectin）藥物的使用。當前，印度全國單日新增確診病例 2 萬例，比上半年的高峰期已有明顯下降。事實上，自 5 月初達到日增超 41 萬例的高峰值後，印度的單日新增就出現了明顯下落，於 6 月降至日增 4 萬多，到 2023 年都僅是個位數。

在這一過程中，印度醫學研究委員會曾更新「新冠指南」，開始建議將羥氯喹與伊維菌素作為新冠輕症患者的治療藥物。

抗寄生蟲老藥伊維菌素在印度北方邦用於治療新冠肺炎，獲得驚人成績，使得另一個邦 Tamil Nadu（坦米爾那都邦）也打算跟進；不料一位印度籍世界衛生組織首席女性科學家反對，坦米爾那都邦一天後收回成命。印度政府為了保護這位好不容易才當上世衛高層的印度女士，只好改變立場，但印度北方邦 2.4 億人口，1 月半月內疫情戲劇性下降，值得科學探討。

伊維菌素在台灣

伊維菌素在台灣是一直遭受疫情指揮中心打壓的，只有少數有良心的醫生及團體提不同聲音，媒體也只有台灣之聲網路廣播電台在推廣，而且免費贈送給需要者，依該台許榮棋台長表示，在疫情初期曾有醫生經由民進黨高層引介，向當時疫情指揮中心陳時中指揮官說明需開放伊維菌素讓民眾購買，以免花大筆經費購疫苗，而且疫苗根本無效，但卻不為傲慢冷血的陳時中接受。

指揮中心抗病毒藥物籌備情形說明

◆我國是亞洲第二個取得Paxlovid的國家，也是亞洲第一個同時備有Paxlovid和Molnupiravir兩項藥物的國家。

◆指揮中心於今(2022)年1月13日便已簽約採購2萬份倍拉維(Paxlovid)與5,000份莫納皮拉韋(Molnupiravir)口服藥物，以染疫人口回推，足可提供25萬確診人口使用。
至4月10日指揮中心再簽約加購70萬份倍拉維，足可提供700萬染疫人口使用。

◆該類口服抗病毒藥物主要提供具重症風險因子民衆使用，非所有確診者均適合使用，且有藥物保存期限問題，係於評估疫情及醫療量能後，進行合理採購，提供國人使用。

*網傳某場會議記錄時間點2/5當日研判本土病例數爲29例，至3/30爲83例，當時都還在清零階段。後續因應Omicron傳染力強，指揮中心即啟動預作評估，至4/1決定與病毒共存的政策。

2022/11/25　中央流行疫情指揮中心

台積電、鴻海郭董、慈濟送疫苗

台灣之聲送

伊維菌素

ivermectin

（印度製 12mg，每人 2 顆）

台灣之聲網路電台

Line Id：M2977

疫情指揮中心一直打壓便宜無利潤的伊維菌素，卻花大筆錢買疫苗，反而讓疫情及死亡人數大幅增加，理由何在？大家心知肚明！

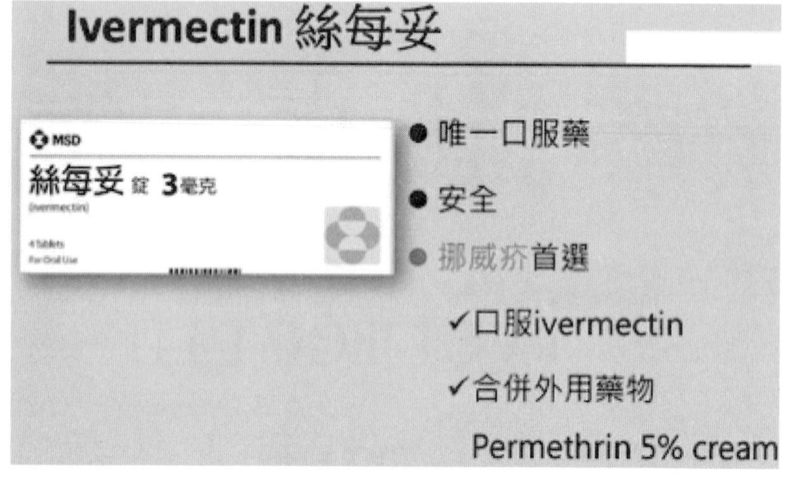

之後疫情指揮中心發言人竟說伊維菌素是動物吃的，叫大家不可吃，這是完全說謊，因伊維菌素早已核准是人類用藥，健保有給付，用在皮膚疾病上叫絲每妥。
藥證為：衛部藥輸字第 027134 號。

任桃園市副市長的前台大癌醫中心副院長王明鉅長期關注此事，曾在臉書以〈印度的伊維菌素政治學〉為題撰文。他表示印度北方邦 2021 年 4 月 Delta 變異種疫情來襲時，最高峰每日確診 3 萬 7944 人；由於普遍使用便宜又安全的伊維菌素，1 個月後降為 3894 人，此後到 8 月每個月以確診 224 人、95 人、26 人急遽下降；到 11 月 7 日當地 1 周累計確診不到 10 人，無人死亡，成績遙遙領先 2 劑覆蓋率超過 8 成的以色列、英國、德國等。

伊維菌素效果奇佳，使得印度最高醫學研究機構 ICMR2021 年 5 月將伊維菌素納入新冠肺炎臨床指引中，但印度籍世界衛生組織首席科學家 Dr.Soumya Swaminathan 卻在推特上反對使用伊維菌素，使得印度坦米爾那都邦髮夾彎式撤銷成命；8 月時，ICMR 也修正臨床指引，此後伊維菌素不再用於輕症病患。

王明鉅當時表示，其實許多印度醫師仍然使用伊維菌素來治療新冠，但印度為了保護這位印度女科學家，只好改變官方立場。只能說政治的水太深，各國政府和衛福單位和疫苗廠的牽扯太多，形成一道認知上的銅牆鐵壁。

至於仍然被印度、孟加拉、巴西、秘魯等第三世界甚至澳洲、美國醫師持續使用的伊維菌素，到底有沒有效？王明鉅述一位澳洲醫師的話：「要證明火星上有人類，需要找到幾個例子？1個就夠了。」印度北方邦疫情戲劇性下降，難道不值得科學檢視？他並表示，印度11月4日起開始歡度5天的「排燈節」，美國《紐約時報》還特別警示當心節日後印度再次爆發疫情，伊維菌素的效果1個月後見真章，全世界都在看

2021年7月30日的紐約時報App，我在裡面看到一則「More covid mystery」的報導，作者提到新冠疫情的幾個「神祕變化」，第一個就是Delta變種病毒源起地，疫情曾經非常猛烈的印度疫情，在過去二個月大幅平息。

這則新聞引起了我的注意與興趣，然後我開始更深入地作了一些小小研究。印度全國的疫情的確在過去三個月裡大幅舒緩，但因為印度很大人口約14億又有29個邦(states)，因此各個邦的疫情變化也並不一致。

在印度的這些邦裡面，我看到最驚人的疫情變化是北方邦(Uttar Pradesh)。印度北方邦UP的人口數高達2億4千萬人，如果放在世界相比，等於是世界第五大國。它在今年4月24日新增病例37944人，5月24日新增

病例 3894 人，到了 6 月 24 日新增病例減少為 224 人。8 月開始 7 天平均新確診病例小於 50 人，最新的 9 月 10 日新確診病例 9 人，7 天平均值 16 人。

印度北方邦在 2 個月之內，竟然能把新增病例數大減了 99.5%。從 7 月開始死亡人數 7 天平均值都在 10 人以下，9 月 10 日最新的 7 天平均死亡人數是 1 人。

印度一個 2 億人口以上的邦，這樣的疫情控制成果，如果和世界各個先進國家相比，如果和打疫苗最多的國家以色列比較起來如何？

我認為是非比尋常的驚人。

北方邦從 2021 年 6 月直到現在，每日新增與 7 天平均確診病人數以及死亡人數，都遠低於世界 7 大工業國 G7(3 個自己發明疫苗也大量施打）與以色列（全人口疫苗完整注射比例最高的國家）。（如圖）

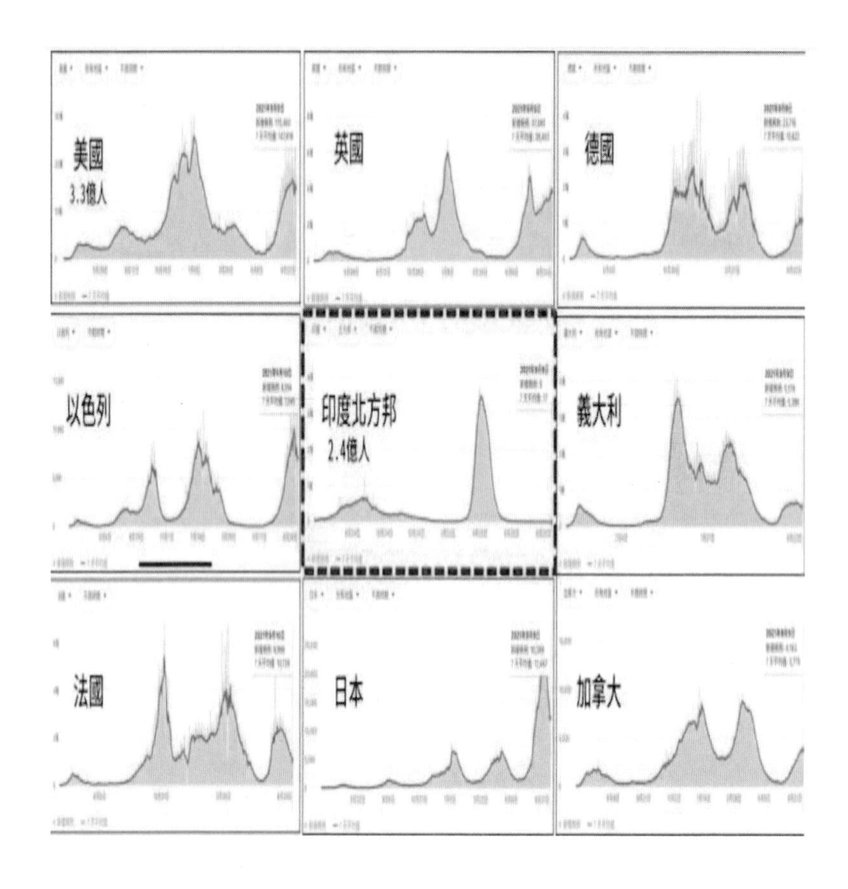

註：印度北方邦人口 2.4 億，但在 2 個月內就把新增確診人數從 37944 人大減 99.5%。目前 7 天平均確診人數 17 人，以一個 2.4 億人口的大邦來說，這是非常驚人的成果。

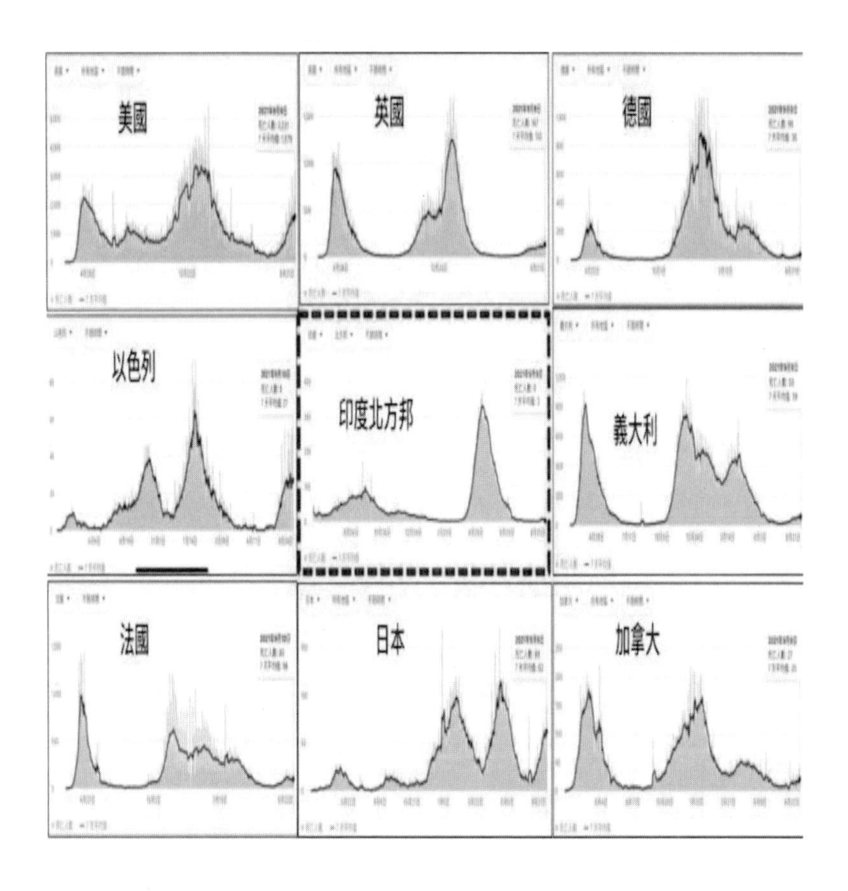

註：印度北方邦的確診病人死亡人數，遠低於 G7 各國。如果以每百萬人口的死亡人數計算，更遠低於打疫苗最多的以色列與這些國家。

印度目前有英國的 AZ、俄羅斯的 Spuntik V 以及印度自己研發生產的 Covaxin 三種疫苗。到今年 8 月底為止有 6.3 億人打了疫苗，其中有 1.4 億約 23% 完整接種 2 劑。北方邦已有 7 千萬人打了疫苗但其中只有 1130 萬人 (16%) 完整接種 2 劑。

印度北方邦面積 24.3 萬平方公里，人口密度每平方公里 823 人，是台灣人口密度的 1.5 倍，他們並沒有號稱有 95% 效果的疫苗。面對著這麼一個世紀疫情變種病毒，人口密集又高達 2 億的印度北方邦，他們是怎麼作到把疫情控制得比美國、英國、德國 G7 等國、比以色列還成功的？

我早在今年六月就在網路上看到了一位印度北方邦 King George Medical University (KGMU) 的 Surya Kant 醫師的報導與訪談。KGMU 是在 1905 年由英皇喬治五世訪問印度時創立，該醫學院的奠基石也是英皇喬治五世安放，它也是北方邦最老也最大的大學醫院，醫院有 4000 床。

我想要瞭解印度北方邦能夠成功控制疫情的原因，於是我蒐集了印度英文媒體的報導，於是我仔細看了訪談，也努力聽懂裡面的每一個字，但由於印度我實在不瞭解，除了看 Surya Kant 醫師的訪談之外，我後來為了釐清一些疑問與細節，我也直接寫信給這位 Surya Kant 醫師。

Surya Kant 醫師早在 2020 年四月，就被政府委託到印度最早爆發疫情的 Agra 地區(UP 共有 75 個區，世界遺產，知名的泰姬瑪哈陵就在 Agra 區)，瞭解當地疫情傳播的狀況。Agra 區當時爆發了印度最早的群聚疫情，而疫情的起源是有一家人從義大利回到印度而引入。

Surya Kant 在訪談中笑稱他是印度疫情的第一個受害者。因為他當時這位大主任，要被政府指派去距離他所在的首府勒克瑙與 KGMU 近 300 公里遠的 Agra 出有危險的公差，調查那兒病例急遽增加的新冠疫情。

他隨後給政府的第一個建議是，停止賣蔬菜的小販的銷售方式。因為當時在 Agra 的賣菜人，都是把菜直接挨家挨戶而且登堂入室的到每個人的家裡賣菜。可想而知，這個方式將會很快造成許多家戶傳染與流行。

Surya Kant 醫師在訪談中提到，他是在 Agra 調查疫情時，當地的一位醫師向他這位大主任建議使用 Ivermectin 這個藥物。Surya Kant 醫師由於本身就是

KGMU 的呼吸科教授也是主任，同時也擔任了許多印度重要學術機構的領導人很長時間，因此很快就組成了一個醫學專家小組。在 2020 年 7 月在印度的醫學期刊上發表了他們對 Ivermectin 的意見。

Surya Kant 在訪談中談到的用語是，這個藥物「lies in my heart 長存我心」。他說雖然在 2020 年 7 月當時，因為缺乏大規模的臨床研究，不敢確定這個藥物到底是 7 成有效還是 2 成有效，但是因為這個小組的成員醫師使用這個藥物的經驗都非常正面，同時它在印度非常便宜、也很容易取得。更重要的是，它很安全。

因為它從 1987 年上市用來治療非洲的許多寄生蟲病，如河盲症、大象腿以及疥瘡與其他寄生蟲感染，已經在全球使用了近四十年超過 37 億劑次。在 WHO 世界衛生組織中的藥物相關不良反應的記錄也非常良好。也被世界衛生組織列為基本藥物 essential medicine，事實上由於 Ivermectin 對人類健康的貢獻巨大，發明它的二位日本與美國的學者與中國的屠呦呦（發明青蒿素治療瘧疾），在 2015 年同時榮獲諾貝爾生理及醫學獎。

Surya Kant 他們這個專家小組，因為這個藥物的安全、便宜、容易取得，就在 2020 年七月提出了一份白皮書來向政府建議使用這個藥物。另外根據印度媒體的報導，在 2020 年 5 月，印度 UP 當局針對前往 Agra 協助控制疫情的一組快速反應小組人員，也以實驗性質的方式，對所有小組人員，全部都投予 Ivermectin 使用。也算是作一個實驗性質的投藥。使用的效果是，這個天天接觸確診新冠病毒感染病人的快速反應小組成員，在這段時期竟然沒有任何一個人感染新冠病毒。

在這些專家學者與實際使用後的效果經驗之下，北方邦政府接受了專家小組的建議，在 2020 年 8 月 6 日，北方邦政府正式批准在全邦使用 Ivermectin 這個藥物。Surya Kant 教授在給我的信中，還特別附上了 UP 政府的批准命令，雖然上面全是印度文，我完全看不懂，但我當然相信他的說明。

北方邦政府批准使用 Ivermectin 的使用方式是，只要有一個病人確診，他的所有密切接觸者，尤其是他的家人，無論有沒有確定感染，都立刻投藥開始治療。因此這個藥物組合在北方邦不但用於治療早期的確診病人，也用於可能感染者的預防。

Surya Kant 教授在給我的信裡面提到，他們利用 Ivermectin 與 Doxycycline 加上鋅與維生素 C 與維生素

D 等輔助成分的組合，很成功地擊退了印度的第一波疫情，也在今年四月到六月再度擊退了侵犯北方邦的第二波 delta 變種病毒疫情。

而且即使是在 2021 年的更猛烈的 Delta 變種病毒疫情中，他們也並沒有更改他們的預防與治療這個藥物組合，同時也再次獲得成功。

當然，北方邦政府除了使用藥物之外，在 2021 年的第二波疫情中，也實施了大規模的宵禁措施，從今年四月開始，有一段時間從星期五晚上直到星期二的早上，許多商店都不能開門，這些措施在 6 月疫情緩和之後才陸續解禁，週末的宵禁也直到今年 8 月中才解除。

另外 Surya Kant 教授也提到他們也實施較小規模的徹底封鎖措施，他稱之為 micromanagement。這種微封城的作法是，只要有哪一個微熱點出現（每天出現超過 5 名新確診病人），那個微熱點周邊就全部封鎖，所有微熱點區域內的全部居民都不許出門，大家所需要的物資只能由外部送入。再加上針對確診者與他的接觸者，立即全部投藥治療。當然還有不可或缺的大量篩檢與後續的疫情調查。

就這樣，印度的北方邦從今年4月24日每天確診37944人的狂烈疫情風暴中，在二個月的時間裡，就將全北方邦的每天新確診人數減少了99.5%。而且還能一直維持非常低的確診人數著直到七月、八月與九月。

這個有著2億人口，無論是一劑或二劑疫苗的覆蓋率都遠低於世界七大工業國G7與以色列的印度北方邦，在2020到2021年九月，最高也曾出現每天37944人的確診病例。但是UP這個等同世界第5大國的印度北方邦，在這二年的2波疫情中，不但死亡人數遠低於其他G7國家，每百萬人口的死亡人數只是英、德、法、義這些國家的十分之一，每百萬人口的死亡人數更低到只有美國的20分之1。甚至2021年九月的此時此刻，全邦仍未康復的確診病人數更只剩下214人。

伊維菌素能治療新冠？
印度、秘魯、巴西發現可能有效

治療新冠肺炎藥物都是**蛋白酶抑制劑**

在新冠疫情爆發之前，醫學界已經對伊維菌素做了大量研究，發現它除了抗寄生蟲之外，還有抗病毒、抗發炎的效果。疫情期間巴西、秘魯、印度疫情因伊維菌素的使用而降低，癌症人數也減少。

癌症是一團過度生長的細胞群，不遵守正常細胞的生長規律，因此長到一定程度後，還會繼續生長而形成腫塊，並壓迫附近的組織而造成症狀。雖然有些良性的腫瘤，也會長得很大，但是它不會發生轉移，因此癌症（也就是惡性腫瘤）的另一個特徵，就是會到處轉移，因這種轉移而無法根治，最後導致死亡。

全球每年被確診罹癌病例達 1200 萬人，約 760 萬人死於癌症。預計 2030 年全世界將有 2600 萬新增病例，死亡人數預計將達到 1700 萬人。在台灣，癌症連續蟬聯十大死因之首，且平均每 6 分 56 秒就有一人被診斷為癌症。最新「預防致癌感染病」報告指出，其中大約有 20％的病例歸因於病毒或細菌感染，而這些感染會直接引發或是增加罹患癌症的風險，包括九種病毒或細菌和癌症發生有關：B 型肝炎病毒及 C 型肝炎病毒所引起的肝癌、愛滋病毒（HPV）引起的子宮頸癌及卡波西氏肉瘤（皮膚、血管多部位）、人類泡疹病毒第四型（EBV）引起的淋巴癌、幽門桿菌引起的胃癌、肝吸蟲引起的膽管癌、血吸蟲引起的膀胱癌、以及第一型人類 T 細胞白血病病毒所引起的成人 T 細胞白血病。

伊維菌素具有抗病毒及抗癌特性，主要和蛋白酶（酵素）有關，蛋白酶人體很多，如吃下肉需蛋白酶分解成氨基酸才能吸收。

病毒要進入細胞需與血管緊張肽轉化酶 (angiotensin converting enzyme，蛋白酶的一種）結合才行，而伊維菌素是**蛋白酶抑制劑** (protease inhibitor)，可阻止病毒進入細胞，所以冠狀病毒或其他病毒引起的疾病都有效，某些細菌引起的疾病也有效，病毒或細菌感染相關癌症當然有效。

對於非病毒或細菌感染相關癌症也有效，原理是在較高劑量下，伊維菌素可以使蛋白激酶 (protein kinase) PAK1（也是蛋白酶的一種）失去活性，阻斷癌細胞生長及轉移，PAK-1 激酶是超過 70％的人類癌症（例如胰腺癌，結腸癌，乳腺癌和攝護腺癌以及神經纖維瘤病）的生長所必需的。

所以伊維菌素對70～80%癌症是有效的，對防癌、抗癌的未來帶來曙光。

而有趣的是，所有新開發價格昂貴的治療新冠肺炎的藥物成分也是**蛋白酶抑制劑**，因伊維菌素太便宜無利可圖，只好將老藥稍改良新包裝，以高價騙錢。

不管美國輝瑞「倍拉維」，日本鹽野義製藥(Xocova)，及中國石藥公司獲准臨床研究，治療武漢肺炎口服藥主要成份都是**蛋白酶抑制劑**，和伊維菌素都一樣，差別在售價。

倍拉維 (Paxlovid)：

這是由輝瑞研發的新冠肺炎口服抗病毒藥品，是一種**蛋白酶抑制劑**，用以阻斷病毒繁殖所需的蛋白酶，預防重症風險。由於倍拉維的臨床經驗有限，現階段尚未完整確認所有可能的風險，而已知可能產生的副作用有：肝臟問題病徵：食慾不振、皮膚和眼白發黃（黃疸）、尿液顏色變深、糞便顏色變淺、皮膚發癢及胃部（腹部）疼痛。對愛滋病藥物產生耐藥性：確診者若為愛滋病感染者，同時使用倍拉維治療，可能會導致部分藥物無法正常發揮功效

其他副作用：味覺改變、腹瀉、高血壓、肌肉痠痛等。

由於倍拉維是身體中蛋白酶（CYP3A）的抑制劑，依照用藥說明書載明，有 10 大類藥物是 Paxlovid 的禁忌藥物，並與 35 類藥物會產生交互作用，當中包含民眾日常使用的常見用藥，服藥期間須留意藥物的血中濃度。

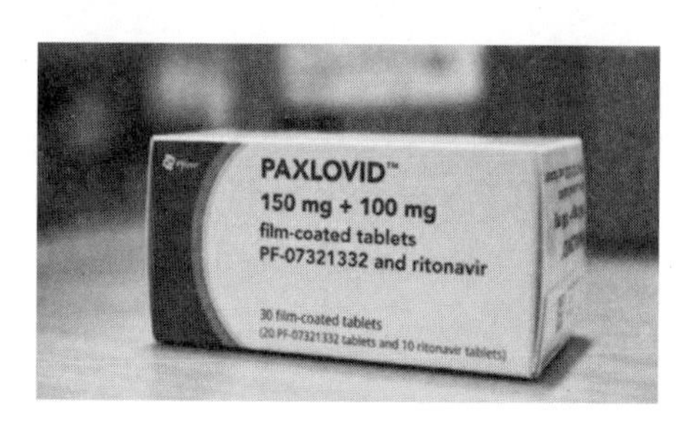

莫納皮拉韋（Molnupiravir）：

是默克藥廠與瑞奇貝克開發的一種抗病毒藥物，可口服，商品名稱：利卓瑞 /LAGEVRIO。

透過病毒 RNA 聚合酶作用與病毒結合，導致病毒基因組錯誤累積，抑制複製作用。

莫納皮拉韋的不良反應有：腹瀉（2%）、噁心（1%）和頭暈（1%），但因動物實驗發現，莫納皮拉韋具有軟骨毒性；因此禁止用於兒童、青少年、孕婦和哺乳母親，且孕齡女性在最後 1 次服藥的 4 天內必須避孕，男性則需在最後一次服藥的 3 個月內進行妥善避孕措施。

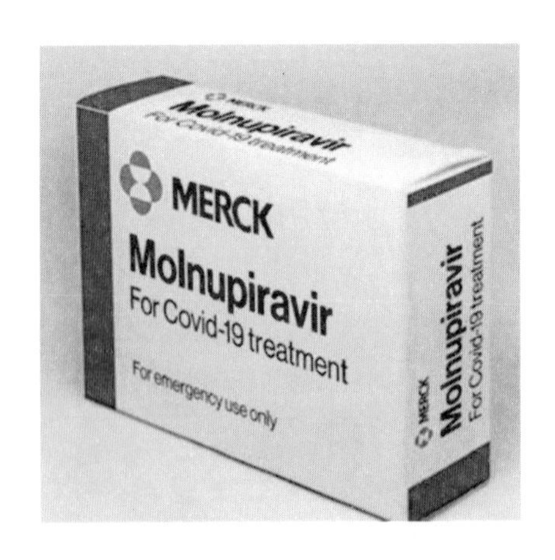

瑞德西韋（Remdesivir）：

又叫倫地西韋，商品名韋如意（Veklury），是由美國吉利德科學公司開發的一種新型實驗性廣譜抗病毒藥物，用來針對伊波拉病毒及被認為可以有效抑制呼吸道上皮細胞中 SARS 病毒和 MERS 病毒的複製，透過抑制病毒的 RNA 合成酶而達到藥效，瑞德西韋需要在醫院內靜脈注射，但世界衛生組織目前並不同意使用。

Xocova：

是日本塩野義製藥（Shionogi）開發的新冠抗病毒藥物，獲得日本厚生勞動省批准緊急使用授權，成為日本第三款可用來治療新冠肺炎的口服抗病毒藥物，並為第一款日本自行開發可適用輕症患者的國產口服藥物。其藥物機制與輝瑞的倍拉維相似，能抑制新冠肺炎病毒複製所需要的酶。

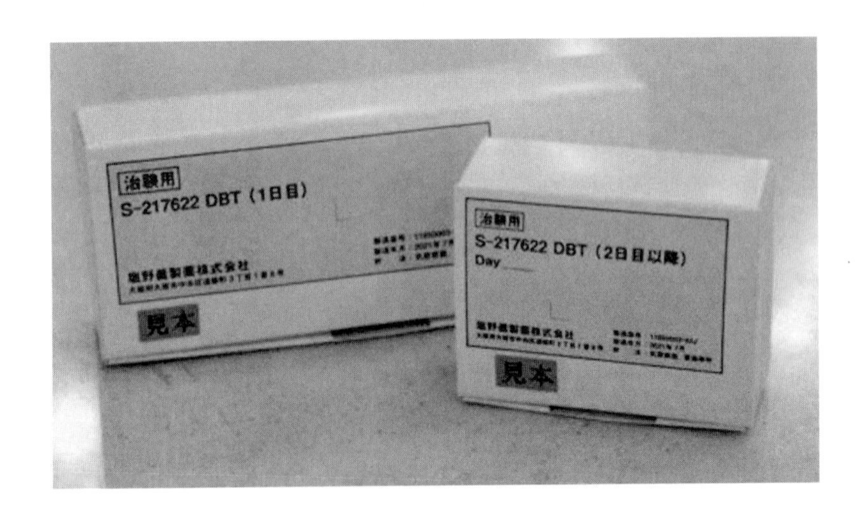

阿茲夫定（Azvudine）：

中國上海復星醫藥控股子公司復星醫藥產業與河南真實生物科技有限公司簽訂「戰略合作協議」，推進雙方聯合開發的藥物，並由復星醫藥產業生產，有抑制 RNA 病毒複製的作用

3CL 蛋白酶抑制劑 GS221：

中國遠大醫藥集團自主研發的創新口服小分子抗新冠病毒藥物 3CL 蛋白酶 (3CLpro) 是新冠病毒基因組編碼的一種蛋白質水解酶，也是病毒複製過程中的關鍵酶，由於其序列沒有人類同源物，因此在新冠治療藥物開發中具有極高的臨床價值，GS221 也是一款抗新冠病毒的口服小分子 3CL **蛋白酶抑制劑**。

阿比多爾 (arbidol)：

海南先聲等企業研發，能有效抑制新型冠狀病毒。

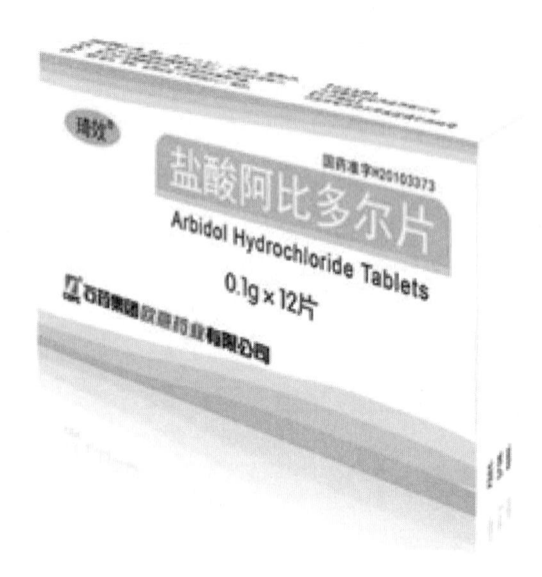

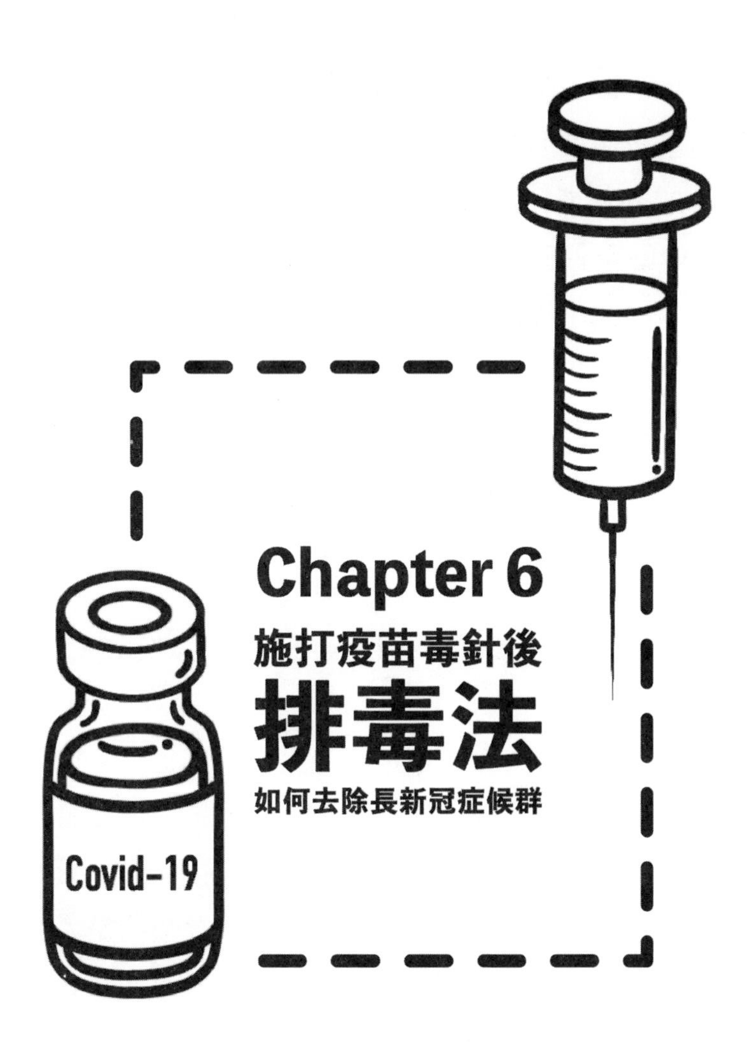

Chapter 6

施打疫苗毒針後
排毒法
如何去除長新冠症候群

一、施打疫苗毒針後一排毒法

世界衛生組織 WHO 將感染新冠肺炎 COVID-19 後持續至少兩個月且無法用其他症狀解釋的「疾病後遺症」（Post-COVID-19-Zustand）定義為 ICD10（國際分類）中的新代碼疾病，也就是長新冠症候群 (long-haul COVID syndrome)。

依全世界一些醫療團體及自然醫學研究人員的研究，對施打疫苗毒針後排除體內病毒及毒素提出了簡易可行方法。

近紅外線光療法 (Near Infrared Light Therapy)

紅外線是波長比紅色可見光長（頻率低）、比無線電波短的電磁波，是人眼無法看到的光。在英語中，infrared的意思是「低於紅色」（infra是字首，意思是「低於」）。在光譜學等領域也簡稱為 IR，反義詞是紫外線（ultraviolet），意思是「高於紫色」。

在紅外線中，最短的波長為 0.7 至 2.5 微米，用於夜視攝影、紅外線通訊、靜脈識別等照明設備。

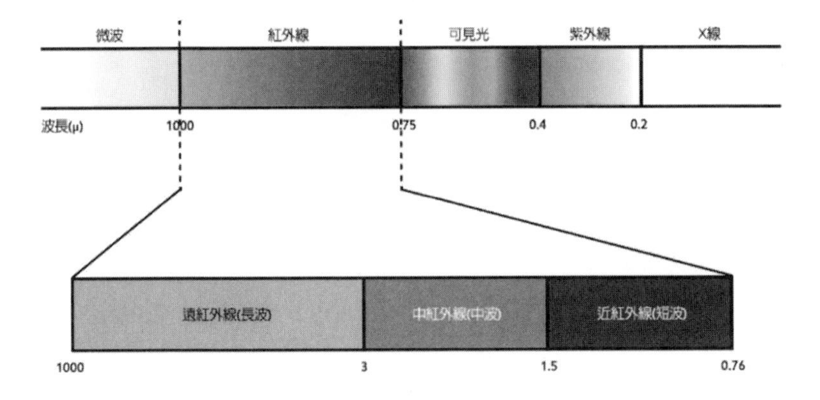
微波
紅外線
可見光
紫外線
X線
波長(μ)
1000
0.75
0.4
0.2
遠紅外線(長波)
中紅外線(中波)
近紅外線(短波)
1000
3
1.5
0.76

近紅外光是波長介於可見光和紅外光之間的光，在近紅外線中，波長最短（700 奈米：nm，1 奈米為十億分之一米）且能量高的光可用於治療。

IR700 色素是光免疫療法（Photoimmunotherapy）的一種，具有吸收波長為 700nm 的近紅外能量的特性，利用化學反應改變的 IR700 使癌細胞膜上的抗體結合蛋白變性，破壞細胞膜的功能，能在 1~2 分鐘的極短時間內消滅癌細胞，用顯微鏡觀察，只有被近紅外線擊中的癌細胞像爆裂的氣球一樣爆裂。

透過照射對人體無害的近紅外線來破壞癌細胞的新治療方法的開發受到了全世界的關注。

近來研究更證實這種治療使用僅特異性結合癌細胞的抗體，將與近紅外線發生化學反應的物質（IR700）附著在抗體上，靜脈注射到體內，抗體到達並與癌細胞結合，因此當它們被近紅外光照射時，會發生化學反應並破壞癌細胞。

因此近紅外光療法對施打疫苗毒針後排除體內病毒及毒素也有效。

伊維菌素：0.2-0.3mg/kg/ 天

伊維菌素具有強大的抗炎特性，可與刺突蛋白結合併幫助其消除，伊維菌素和間歇性斷食可協同作用以清除體內的刺突蛋白。伊維菌素最好隨餐服用或在餐後服用，以提高吸收利用率。治療方法中應包括伊維菌素，治療的持續時間由臨床反應決定，原則是 0.2-0.3mg/kg/ 天。對於反應不佳的患者，可以考慮嘗試更高劑量（0.6mg/kg 天），如果 4-6 週後仍無改善，則應停藥。由於槲皮素和伊維菌素之間可能存在藥物相互作用，因此這些藥物不應同時服用（即應早晚錯開），伊維菌素在妊娠期間的安全性尚不確定，因此在妊娠的前三個月應避免使用該藥

適度的體能活動

依據研究，有氧運動對染新冠肺炎及長新冠患者較為不利。伸展運動 (stretching exercises) 和低強度阻力運動 (low-level resistance exercises) 優於有氧運動，心跳率保持在 110BPM(每分鐘心跳) 以下。

伸展運動和體操等運動融入日常生活可以獲得以下各種效果：

增加身體柔韌性，有助於防止受傷，保持基本體力，預防與生活方式有關的疾病，例如肥胖症、高血壓和糖尿病以及代謝症候群。

除了消除疲勞和改善身體狀況外，
還可以緩解壓力和改變情緒。

低強度阻力運動是一種重覆運動，會給肌肉帶來負擔。Resistance 是「反抗」的意思。

根據鍛練者的情況和目的，可以用橡皮管、啞鈴等來調節負荷量，阻力運動的一些好處包括：肌肉蛋白質的合成超過分解，導致骨骼肌質量增加，進而提高肌肉力量和耐力，從而提高日常生活活動能力（activities of daily living，ADL），提高自我效能並保持心理健康，減少因衰老引起的骨密度下降，預防骨質疏鬆症，透過保持和增加去脂體重可以預期改善身體成分比例，減少身體活動和運動造成的傷害風險等。

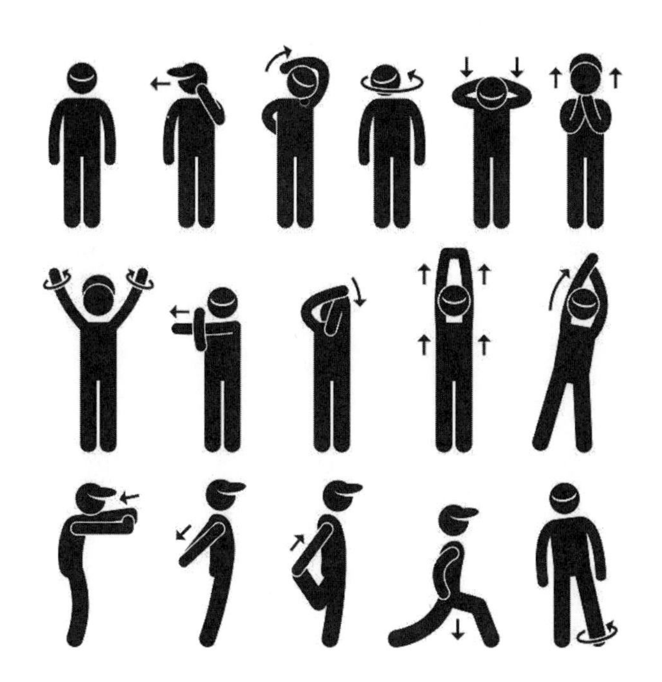

間歇性每日斷食或定期斷食

斷食（fasting）就是自願不吃不喝，在一段時間內禁食所有或某些食物的行為，目前斷食療法被視為一種醫療，就是停止吃固體食物的行為，也有根本不喝水的斷食，亦稱「齋戒」，則是宗教活動項目之一。

斷食療法是一種通過斷食來治療疾病的方法，亦即在其中在一段時間內不進食，歐美用於治療肥胖症，俄羅斯主要用於精神病患者，在日本則用於治療心身疾病。斷食在世界上許多宗教儀式中都有實行，如婆羅門教、猶太教、基督教和伊斯蘭教。

斷食療法適應症廣泛，包括心身障礙、精神官能症、失眠、慢性胃炎、換氣過度症候群、心因性支氣管哮喘、不穩定型高血壓、更年期、關節炎、類風濕性關節炎等疾病以及肥胖等。另一方面，禁忌症包括肺結核、心肌梗塞、心力衰竭、腦血管疾病、腎衰竭、惡性腫瘤和潰瘍。

在某些情況下，斷食療法會刺激受損細胞、受損粒線體的自我修復以及外來蛋白質毒素的清除。每週斷食 2 至 3 天共 12 小時，然後逐漸增加。此外，斷食應至少在睡前 4 小時開始。

白藜蘆醇（resveratrol）

是一種多酚，存在於桑葚、葡萄和花生的澀皮中，植物為了保護身體免受紫外線和病原菌等壓力而產生的保護成分之一，其功效眾所周知，攝取白藜蘆醇，可防止細胞氧化和改善皮膚彈性等效果。此外，它還具有改善血液流動和控制血糖的作用，也可以有效預防與不良生活習慣有關的疾病，在某些植物中具有植物抗毒素的作用，所以也被稱為葡萄皮中所含的抗氧化劑。

使用模型生物和實驗動物如小鼠的研究中，發現有延長壽命、抗發炎、抗癌、預防癡呆、抑制輻射損傷、降血糖等結果，也可抑制參與脂肪合成和積累的酶。白藜蘆醇已被證明可以透過增加血管擴張劑NO（一氧化氮）來擴張血管。

皮膚血液循環不暢會阻礙氧氣和養分到達皮膚的每一個角落，導致廢物難以順利排出，導致皮膚暗沉、乾燥。因此，經由擴張血管和改善血流，營養物質和氧氣可以更容易輸送到全身，廢物也可以順利排出，進而使整個身體變得更健康年輕。

白藜蘆醇也有預防代謝綜合症的功效，脂肪攝入過多會導致肥胖、脂肪肝、動脈硬化等生活習慣病，而白藜蘆醇具有抑制這種高熱量飲食而導致的過多脂肪攝入的作用。

在一項向遺傳性肥胖小鼠中添加白藜蘆醇的實驗中，證實白藜蘆醇可改善血糖控制和血脂異常（高脂血症），並在治療糖尿病方面也有效。

另一研究證實，在小鼠身上同時給予高脂肪飲食和白藜蘆醇可減少肝臟中膽固醇的積累。此外，當給豬餵食含有白藜蘆醇的葡萄萃取物以及導致動脈硬化的飲食時，發現動脈得以維持原先的柔韌度。

基於這些發現，白藜蘆醇被認為對與不良生活方式有關的疾病（如心臟病、糖尿病和動脈硬化等）具有預防作用。紅酒中所含的白藜蘆醇會刺激一種名為 Nrf2 的轉錄因子（nuclear factor erythroid-2-related factor）啓動體內的解毒機制，Nrf2 稱為核紅血球 2 相關因數 2，是與紅血球、血小板發育有關的蛋白質，人體有天生就存生內源性抗氧化通路，是身體自發產生的對抗自由基系統，由 Nrf2 開關控制，所以白藜蘆醇在人體內有排毒素的作用。

同樣道理，幾乎所有的多酚都會使人體活化自身的「抗發炎系統」。發炎症是人體受到某種損傷時發生的反應，如不小心割破手指，周圍會腫脹發紅，跌倒擦傷膝蓋會滲出刺痛的液體，撞到頭時受影響的區域會變紅並疼痛一段時間，這些都是炎症。

依研究證明白藜蘆醇促使免疫系統工作以治愈人體的損傷，並且它是治愈損傷和感染的基本過程之一。

排毒針之毒及有長新冠者建議白藜蘆醇用量為 400-500 毫克 / 天

褪黑激素

褪黑激素（Melatonin）是一種存在於動物、植物和微生物中的內源性激素，化學名稱為 N-acetyl-5-methoxytryptamine。褪黑激素是在黑暗中人體自然分泌的一種荷爾蒙，可穩定睡眠模式，正常人於入睡後便開始分泌，半夜時褪黑激素量會增加達到高峰，之後濃度開始下降。褪黑激素是一種調節睡眠周期的神經激素，已用於治療先天性睡眠障礙與後天造成的失眠問題。在動物中，褪黑激素的血液濃度隨著每日週期隨之變化，在各自的生物學功能中同步晝夜形成節律。褪黑激素在生物體作用是透過褪黑激素受體的活性產生的，可有效的達到抗氧化劑的作用，特別是在細胞核和粒線體中能保護。

由於褪黑激素具有抗炎和抗氧化特性，也是粒線體功能的強大調節劑，排毒針之毒及有長新冠者治療之建議，劑量應從夜間 750mcg(μg) 至 1mg 開始，並根據耐受度增加，代謝緩慢的患者在服用較高劑量時可能會有非常不愉快或生動的夢。

益生菌

益生菌（probiotics）是對人體健康有幫助的微生物（好菌），含有益生菌的食品、飲料和製劑（整腸劑）。益生菌源於希臘語「for life」（對生命有益），中文譯為「益生菌」或「原生保健性菌種」；而益生菌主要是指乳酸菌和部分酵母菌。益生菌是基於人體內微生物失去平衡就會生病的理念，為了調整內環境，透過從食品、飲料中攝取乳桿菌屬（Lactobacillus）、雙歧桿菌（Bifidobacterium）、酵母屬（Saccharomyces）的布拉酵母菌種（Saccharomyces boulardii）等有益菌或製劑，可以改善消化系統（小腸和大腸）中菌的平衡，治療疾病，預防疾病的發生。

1965 年，科學家將益生菌定義為「任何可以促進腸道菌種平衡，增加宿主健康效益的活的微生物」，

益生菌不僅可以調整情緒和認知功能，還可以改善各種健康狀況，例如過敏、關節炎、哮喘、癌症、抑鬱症、心血管疾病和胃腸道問題等。有益細菌不僅有助於消化，還能增強免疫系統，幫助抵抗感染、不受控制的炎症、腹瀉、慢性便秘、腸道其他問題等。

施打疫苗後發生各種症候群患者通常會出現嚴重的腸道菌生態失調，例如雙歧桿菌會減少，因此補充益生菌是必需的。

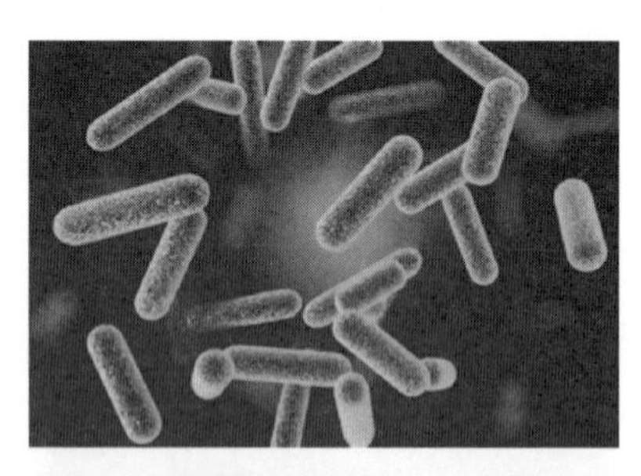

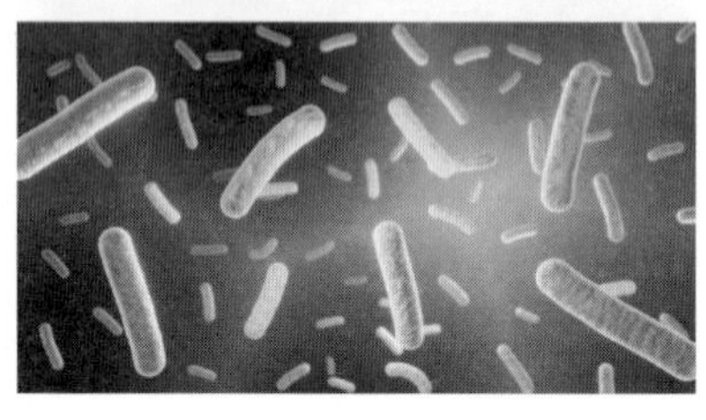

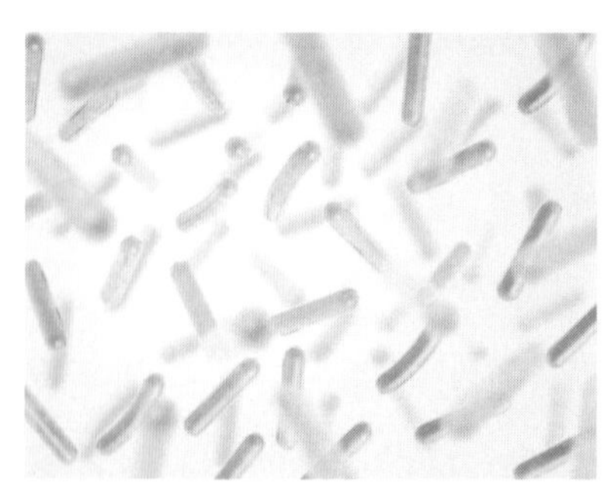

亞精胺 (spermidine)

1000-2000 毫克（小麥胚芽提取物）/ 每日

多胺 (polyamines) 是腐胺 (putrescine)、亞精胺 (spermidine)、精胺 (spermine) 等的總稱，存在於一切生物體的細胞內，是參與細胞生長、增殖和細胞其他生命活動的物質。也就是說，多胺對於維持細胞的正常狀態和維持生命活動非常重要。

多胺化合物的發現由來已久，最早的科學文獻是 1678 年，被譽為使用顯微鏡進行微生物研究之父的雷文霍克（Antoni van Leeuwenhoek）博士在精液中發現了多胺的結晶體。然而，大約在 250 年後的 1920 年代，這種化合物被命名為精胺，並確定了其形式結構，生化和生理學研究也一直在積極進行。最近的研究主要在日本和歐洲，有基礎研究和應用研究，多胺與健康壽命的相關研究正成為熱門領域。

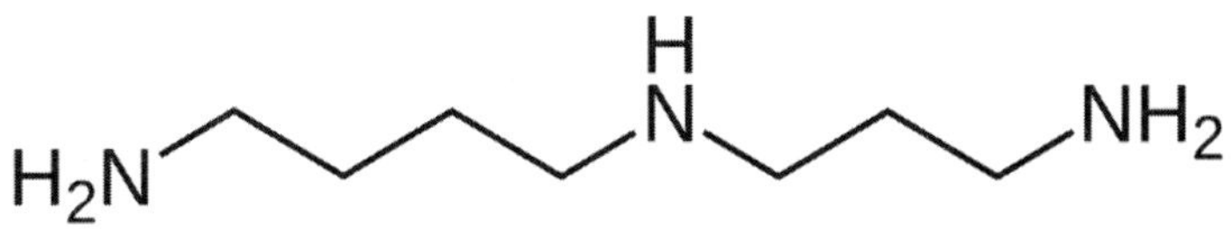

從這些新研究中，顯示了多胺透過抑制正常細胞老化（即維持正常功能）的作用而產生「健康壽命延長效應」，也就是包括動脈硬化在內的心血管疾病，老年癡呆症，甚至癌症是可以預防的。在人體中，多胺生物合成和體內濃度在 18-20 歲左右開始下降，從 20 多歲到 30 多歲、40 多歲和 50 多歲，體內多胺生物合成的能力和濃度繼續下降，到了 50 ～ 60 歲，當多胺濃度降低到無法維持細胞正常狀態的水平時，細胞功能就會崩潰，老年病發病率急劇上升。

最近的研究結果顯示，多胺具有延長健康壽命的作用，這表示可以期待能預防隨著年齡增長更容易發生的各種疾病和疾病。

亞精胺是一種天然存在的多胺，與白藜蘆醇一樣，具有抗炎和抗氧化特性，可以保護粒線體功能，並已被證明可以減少心血管疾病死亡率，延長壽命並促進細胞排毒。

有趣的是，之前有一項測量 30 至 100 歲人群血液多胺濃度的研究支持了這一點。在這份報告中，60-80 歲人群的血液多胺濃度明顯低於 30-50 歲人群，而 90-100 歲及以上人群的濃度高於 60-80 歲人群，而不是那些 30~50

歲。我認為這個結果表明多胺與長壽有關，血液中多胺濃度高的 60~80 歲的人存活下來。

換句話說，如果體內的多胺濃度可以維持在較高濃度，則可以降低因衰老引起的疾病風險。

小麥胚芽、蘑菇、葡萄柚、蘋果和芒果是亞精胺的天然來源，含有最多的亞精胺食物來源為小麥胚乳，含有 243mg/kg，所以小麥胚芽補充劑含有大量具有良好生物利用度的亞精胺可排毒針之毒及有長新冠者之治療，建議每天食用 1000-2000 毫克（小麥胚芽提取物）。

熱敷－體溫高較不易生病且能排毒

「體溫高較不易生病」新理論帶動保健品無限商機

傳統觀念下，大家對發燒都很緊張，感冒找醫生時都會拿到紅色紙的退燒藥粉，醫生並告知體溫超過 38 度時就需吞服退燒藥。

但隨著生物醫學的進步已逐漸解開謎團，事實上體溫上升的發燒現象是人體免疫系統的呈現，無論是動物界還是人類，自然治癒才是最值得提倡的健康途徑也就是藉由溫度上升來殺死外來入侵的病原體，發燒本身並不可怕，擔心的只是體溫過高引發的肺炎或腦膜炎併發症而已。

在 1970 年代之前兒童的平均體溫都在 37℃左右，成人則在 36.5 度 ~36.8 度之間。但由於科技進步，各種交通工具的發展，各類型家電產品的普及代替人力，大部分人勞動量都不足，體能下降，而且整天吹冷氣，連傳統需花時間的泡澡習慣也改為快速淋浴，現代化科技文明所帶來的一個常被忽視的現象就是平均體溫的降低。

體溫高可遠離疾病

近十多年來許多生物醫學研究人員融合中西醫學理論，提出了「健康的關鍵是體溫」，證實體溫太低會引起各種慢性及心理疾病甚至癌症，並在醫學期刊發表研究論文，但此一新觀點尚未為西方醫學研究員或醫生全面接受。

依此一理論的研究得知，人體的溫度每上升一度，免疫力可以增加大約 30%，反之，體溫如果維持在稍低溫狀態，免疫力也隨之下降。

以癌症為例，癌細胞於體溫 35 度時增殖最快，但超過 39 度的體溫下成長力逐漸減弱，甚至死亡。

人類身體有兩器官是不會有癌症的，一是心臟，因一生無休不斷跳動溫度偏高，另一臟器是脾臟，因為紅血球聚集在該器官，溫度較高，因此絕對不會發生癌症。但是如食道、胃、大腸、子宮等主要是一般細胞組成的「中空狀」器官，溫度就會比較低，所以經常與低於體溫的外界相通的此類管狀臟器是癌症常見部位。

人體理想的體溫是「36.5~37 度」，36.5 度是一個分界點，低於比溫度，身體狀況會持續出現問題，成為亞健康甚至生病，高於這個溫度，身體較能維持在健康狀態，主因隨著體溫的升高，人體免疫力也會不斷增強。

每一個人身體都有癌細胞，正常下癌細胞呈現休眠態不致增殖，人體體溫若上升，癌細胞便無法向體溫升高後的體內器官細胞擴散。日本研究人員曾以子宮癌細胞為樣本做過實驗，並發表研究論文，研究結果顯示溫度在 39.6 度時癌細胞呈現遲滯不會分裂增殖，甚至死亡，而此溫度下正常的細胞並不受影響，目前已有研究證據顯示，體溫上升到比正常體溫高 1 度時，人體免疫力會增強 5~6 倍。

有一句俗話「感到心寒」，在心寒時心情沮喪體溫較低，覺得事情不順，因為體溫高低就是體內新陳代謝快慢的呈現。所以在心不寒心情好的時候新陳代謝也會比較順暢，反之在心情沮喪心寒的時候體內新陳代謝受阻。有趣的是人在生氣時，上半身及頭部體溫上升很多，所以才會有「怒髮衝冠」的諺語。

體溫高 (36.5-37.0 度) 對健康有益

近來的研究體溫高對人體有很幫助，主要有：

增強內臟功能

溫度升高可以讓體內分解、合成酵素急速作用，其他代謝酵素也會有更強的活性，可改善便秘、胃部脹氣、腸道異常發酵以及頻尿等情況。

增強免疫力

提升免疫力可抵抗外來病毒、細菌，並使白血球充揮功能，抵抗力提升較不易生病。

提高基礎新陳代謝率

體溫升高 1℃，人體每分鐘脈搏數就會增加 10 次跳動，致使體內充滿新鮮的氧氣，細胞的新陳代謝也會隨之提高。

血液循環更順暢

體溫高時，血管也會變得較具彈性，血液循環更順暢 . 降低心血管疾病風險。

調整自律神經功能及維持賀爾蒙的平衡

人體維持在較高溫，自律神經系統及賀爾蒙分泌自然也較易保持平衡，並能發揮正常機能。

排除體內毒素－熱休克蛋白的發現與研究

熱休克蛋白（heat shock proteins，又稱熱激蛋白，HSP）的發現與研究對「體溫升高可加免疫力」的理論有加乘功效。熱休克蛋白是 1962 年義大利生物學家在研究果蠅的發育時最早發現的，這是功能性蛋白質的一種，當人體細胞溫度升高或受其他刺激時，功能就會呈現。

也就說熱休克蛋白是一種在能對細胞產生損傷的外在刺激下產生的應激蛋白。1970 年代，科學家進一步發現，細胞在遭受高於正常溫度的刺激時，都會大量合成這種蛋白，亦即高溫或外在的不良刺激情況時，其他多種蛋白合成都會受到抑制，但卻優先合成熱休克蛋白以因應不利細胞外界因素。

臨床醫學研究認為熱休克蛋白為一種壓力反應蛋白 (stress response protein)，功能為輔助新生蛋白正確折疊與促進錯誤合成的蛋白進行分解 (degradation)。癌症病患於正常西醫治療下，如化療、放療及冷凍治療等，都發現能在腫瘤周圍環境下有大量的熱休克蛋白，可增加免疫力。

提升體溫理論帶動保健品商機

為提高體溫也衍生了許多保健商品，有吃的也有用的，溫泉浴是其中一項，但泡溫泉要有適當時間及地點不是人人隨時可做的，所以這幾年出現了所謂「熱休克蛋白浴」泡澡機，雖非溫泉水，但可控制水溫在 45 度左右，每次約 20 分鐘，一天可作幾次，但因入浴法也有其不方便處，所以才出現另一熱敷墊產品，可放在床上或椅子上，能任意調溫度及時間，一天作數次增加體溫，更有引用脈輪理論及加入釋放遠紅外線及負離子材料，成為所謂具有能量的熱敷墊，不僅能將體溫一直維持在較高狀態提升免疫力，也有排毒功能，對施打疫苗毒針之排毒及有長新冠者有幫助。

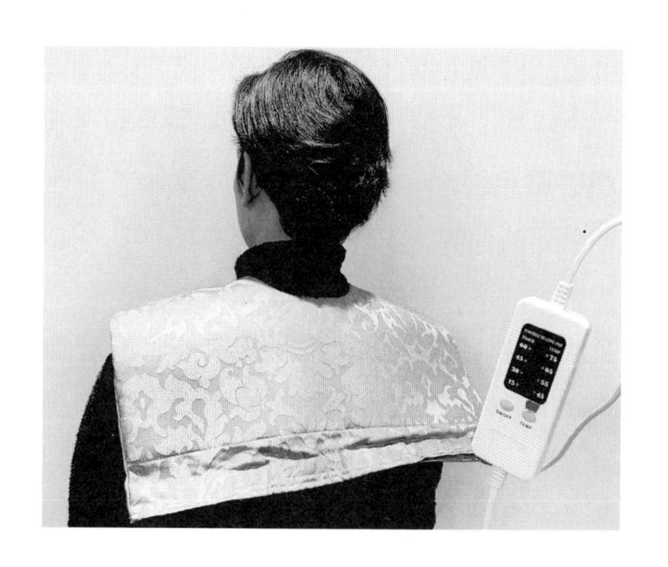

維生素 C

維生素 C（vitamin C，VC）是一種水溶性維生素，生物化學名稱是 L- 抗壞血酸（ascorbic acid），長期缺乏會導致壞血病，維生素 C 是維生素 E 再生和膠原蛋白合成所必需的，也用於治療已發生的壞血病。維生素 C 已列入世界衛生組織基本藥物標準清單，存在於蔬菜和水果中，也用為營養補充劑。

營養製造膠原蛋白，加強毛細血管，降低對感冒等感染的易感性，預防癌症，減少抗癌藥物的副作用，幫助酵素工作，增加肝臟解毒，停止黑色素的生成，預防斑點和雀斑。

幫助吸收鐵維生素 C 具有重要的抗炎、抗氧化和增強免疫力的特性，包括增加 I 型干擾素的合成。有腎結石病史的患者避免服用。口服維生素 C 有助於促進微生物組中保護性細菌種群的生長。

提及維生素 C 就需解釋化妝及保健食品廣告一向被人所熟知的「左旋 C」是個錯誤的用法；原來維生素 C 有「左旋」及「右旋」之分，但只有「右旋 C」才真正可被人體吸收利用，所謂左旋或右旋是光線向右旋轉或向左旋轉之意。維生素C放入旋光度計中光線碰到維生素時向右旋即是右旋C，向左旋即是左旋C。

維生素C的英文名稱或學名使用L-Ascorbic acid，其中「L」指的是分子立體結構上屬於「左型」而非英文左的頭一字毋，且與旋光性質無關。在化學結構上維生素C其實有L/D及（d；+）/（l；-）這兩種標記法，而人體可以利用的維生素C，在化學結構上是左型（式）-右旋維生素C。

當初在翻譯的時候，有人把左型翻譯成左旋了，所以對人體有效的維生素C，應該是「左型維生素C」或者是「右旋維生素C」。維生素C化學式中有2個不對稱碳，4種排列方式，其中2種稱為「左式」，另2種為「右式」。每個左式分子都會和1個右式分子左右完全對稱，像左手和右手一樣，兩者互為「鏡像異構物」。

維生素C的4種分子中，只有「左式右旋」這種分子才有完整的抗氧化，美白等保健效果，這種分子就是維生素C，所謂「左旋C」只是商業廣告，讓名字好記、又有科學的味道，但其實在市面上賣的左旋C，其實都是「左式右旋維生素C」。將L-Ascorbic acid直接翻譯成「左旋C」是不正確的，應該稱為「左型C」

維生素 D

維生素 D（vitamin D）是維生素的一種，屬於脂溶性維生素，雖然是一種必需的營養素，但也可以經由陽光照射進行生物合成，維生素 D 參與鈣的功能，並與骨骼的健康有關。

維生素 D 又分為維生素 D2（麥角鈣化醇）和維生素 D3（膽鈣化醇）兩種，維生素 D2 不存在於大多數植物性食物中，僅存在於菇類中，而維生素 D3 在動物中含量豐富，維生素 D3 在人體中有重要作用，而維生素 D1 名稱是對基於維生素 D2 的混合物的誤稱，不宜使用。

眾所周知，維生素 D 除了吸收鈣外，還可有效抵抗病毒感染，例如流感，新冠病毒等。一篇研究論文指出血液中維生素 D 濃度在 30ng/ml 或以上的人很少感染新冠病毒，更不會出現嚴重症狀，但是一般人通常達不到 30ng/ml 的維生素 D 需求量。

維生素 D 透過多種機制可降低感染風險，這些機制包括誘導可降低病毒複製率的物質，及促發炎細胞因子（致肺發炎物質）的濃度和增加抗炎細胞因子的濃度。

目前已發現維生素 D 缺乏會導致急性呼吸窘迫症候群，死亡率隨著年齡和慢性疾病以及合併症的增加而提升，這兩者都與活性維生素 D 濃度低有關。

建議有感染 COVID-19 風險的人考慮每天服用 10000 單位的維生素 D 以降低感染風險，更高劑量的維生素 D 對已確診，治療感染 COVID-19 的人有效。

維生素 D 缺乏症在老年人、吸煙者、肥胖者、患有糖尿病、高血壓、胃腸道疾病等慢性疾病的人群，甚至非洲裔美國人中都很常見。有很多新冠肺炎併發症、高死亡率風險的人群與維生素 D 缺乏症發生率高的人群是一致的，所以維生素 D 缺乏是導致新冠肺炎併發症和高死亡率的重要危險因素之一。

維生素 D 藥理研究顯示，維生素 D 可提高先天免疫力並降低急性呼吸道感染的發生率和嚴重程度，這種作用需要血清濃度的活化維生素 D3 量足夠才行。

新冠肺炎感染的死因是嚴重的急性呼吸系統症候擊，這是由於不受控制的氧化作用和肺部炎症反應加劇所致，維生素 D 是克服或減輕這種肺部並發症嚴重程度的良好選擇。

補充維生素 D 及骨化三醇（calcitriol，維生素 D 的活性形式）以達到最佳活化維生素 D3 方式對於容易缺乏維生素 D 的重症新冠肺炎併發症風險者可以預防是有理論根據的。

維生素 K2(Vitamin K2)

維生素 K 是一種脂溶性維生素，對於依賴維生素 K 蛋白的激活相關重要，並參與動物的血液凝固和組織鈣化，（K 來自「凝血（koagulation）」一詞）。因此，缺乏維生素 K 會導致易出血傾向，也與骨質疏鬆症和動脈硬化有關。

維生素 K 有兩種天然存在的類型，K1 和 K2 維生素 K1 在綠色和黃色蔬菜、海藻、植物油和綠茶中含量豐富。另一方面，維生素 K2 在動物性食物中含量豐富，也可由腸道細菌合成。

維生素 K2 有 11 種同系物，其中，動物性食品中含有的甲基萘醌 4(menaquinone 4) 和納豆桿菌產生的甲基萘醌 7 被認為是最重要的營養素。

維生素 K 對於強健骨骼也是必不可少的，可以激活骨骼中存在的一種叫做骨鈣素 (osteocalcin) 的蛋白質，這種蛋白質」透過在骨骼中沉積鈣來促進骨骼形成。因此，甲基萘醌 4 被指定用於治療骨質疏鬆症，對動脈鈣化也有抑制作用。

動脈鈣化，即鈣在動脈中的沉積，被認為是動脈硬化最重要的症狀之一 。 缺乏基質 Gla 蛋白（matrix Gla protein，一種維生素 K 依賴性蛋白）基因的小鼠死因是全身動脈中的鈣沉積 。 一項調查心臟病和維生素 K 攝入量的流行病學研究報告顯示，與維生素 K2 攝入量低的組相比，維生素 K2 攝入量高的組動脈鈣化有抑制現象，心臟病死亡率約為該組的一半。 維生素 K1 攝入量與鈣化抑制之間沒有關係，但有報導稱維生素 K2 攝入量與和鈣化抑制有關 ， 在臨床試驗中還已知服用維生素 K1 和維生素 D 共 3 年可保持血管彈性。

4000-5000 單位 / 天的維生素 D 和 100 微克 / 天的維生素 K2 對施打疫苗毒針之排毒及有長新冠者有幫助。

鎂

鎂 (magnesium) 是包括人類在內的動物和植物生命活動的礦物質，也是必需元素之一，植物葉綠素中配位鍵的中心不可或缺，而葉綠素是掌管植物的光合作用。人體中約有 25 克鎂 ，其中 50-60% 以磷酸鹽形式存在於骨組織中 ，其餘存在於血漿、紅血球和肌肉組織中，血清中約 75-85% 的鎂以離子或鹽的形式存在，其餘 15-25% 以蛋白結合形式與白蛋白 (albumin) 等結合，並且其濃度一般維持在 1.8~2.3 左右。鎂是人體形成骨骼和牙齒、維持核醣體結構、合成蛋白質以及執行與能量代謝相關的其他生物學功能的必需元素，被認為是與糖尿相關病因之一。在體內，鎂主要以鎂離子的形式儲存在骨骼表面附近，當新陳代謝量不足時，可釋出以補充。 科學家對鎂在體內的營養和藥理作用進行了廣泛的研究，但許多方面仍不清楚，最近鎂已作為礦物質成分之一添加到營養補充劑和飲料中。

建議起始劑量為每天 100 至 200 毫克，隨著耐受性可增加至每天 300 毫克至 400 毫克。鎂至少有 11 種不同類型，可以依不同生物利用度的補充劑形式服用， 通常鎂的有機鹽比無機鹽具有更高的溶解度並且具有更高的生物利用度。

鋅

鋅 (zinc) 是僅次於鐵的生物體內第二豐富的必需微量元素，體重 70 公斤的人平均含有 2.3 克。鋅 生物半衰期為 280 天 ， 能參與超過 100 種酶的活性，主要是酶結構形成和維持所必需的。 這些酶的生理作用多種多樣，包括支持免疫系統、傷口癒合、生合成精子、味覺感知、胚胎生髮及兒童發育等。此外，鋅還參與水解酶的活性，透過水解作用切斷 DNA 和 RNA 的磷酸酯，因此對細胞分裂扮演重要任務。

人體中的鋅全部來自食物，在人體中大部分存在於骨骼中，其次是身體組織。 含量最低的是血液，只有 7 ppm，身體組織包括眼睛、肝臟、肌肉、腎臟、前列腺和脾臟。 鋅也是體液成分之一，在精液中含量豐富。鋅 90% 的排泄途徑是經由消化系統，其餘是通過尿液和汗液在男性中，適度的鋅攝入量已被證明可以增加精子生成並增強性慾。

鋅雖然是 16 種必需礦物質之一，但高濃度的鋅對人體有害，吸入鋅蒸氣可引起呼吸系統損傷，導致全身抽搐，尤其是四肢， 此外，工業生產產品中的雜質可能有害。

鋅缺乏症可能是由於進食含鋅量低的飲食、攝入過多與鋅結合且阻止其在小腸吸收的膳食纖維以及攝入過多的鐵和銅引起的。 鋅含量最高的食物是肝臟，但食物中的植酸會干擾鋅的吸收，植酸在穀物和豆類中含量豐富。 因此，據糧農組織統計，在紅肉攝入量低、穀物和豆類攝入量高的國家，如墨西哥和秘魯，有很多人容易缺乏鋅。

缺乏鋅引起的症狀為：妨害細胞分裂、味蕾減少導致味覺障礙、精子發生減少、閉經、貧血、皮膚發炎、免疫功能減弱、甲狀腺功能下降及傷口癒合延遲等。

鋅配合伊維菌素、羥氯喹等能有效去除疫苗毒針中的刺突蛋白。

Omega-3 脂肪酸

Omega-3 脂肪酸（ω-3 fatty acid，也寫作 Omega-3）或 n-3 脂肪酸是不飽和脂肪酸的之一，一般指具有碳碳雙鍵的脂肪酸在 ω-3 位置，即表示脂肪酸甲基端的第三個鍵。

魚油食品、魚肝油、鯡魚、鯖魚、鮭魚、沙丁魚、鱈魚和南極磷蝦等海產品富含二十碳五烯酸（EPA）和二十二碳六烯酸（DHA）等 Omega-3 脂肪酸。魚類和其他生物體中的大部分 DHA 是來自海洋食物鏈微生物，例如 Labyrinthulid 屬 Schizochytrium。

在植物油中，一些油富含 omega-3 脂肪酸 α- 亞麻酸 (ALA)，這種物質存在於菜籽（油菜）、大豆，尤其是紫蘇、亞麻和大麻中。

自 1970 年代以來，人類營養對 omega-3 脂肪酸的需求一直受到關注，並且自 2000 年起制定了攝入標準，omega-3 脂肪酸在營養學研究中相對較新。α- 亞麻酸是人體無法合成的必需脂肪酸，由 α- 亞麻酸合成的二十二碳六烯酸（DHA）則有參與神經系統的功能。

omega-3 不飽和脂肪酸攝入量高的人患肝癌的風險較低 吃魚不會降低患結腸癌的風險 ，然而，攝取更多魚類來源的 omega-3 脂肪酸者和 omega-3 不飽和脂肪酸較少的人比較，患結腸癌的風險較低。一些研究顯示，吃大量魚的人患缺血性心臟病的風險較低 ，另一項調查血液 omega-3 脂肪酸濃度與腦血管疾病發生之間關係的觀察性研究，以及另一調查 omega-3 脂肪酸補充劑與腦血管疾病之間關係的隨機研究均發現有顯著關係 。 研究發珍 omega-3 不飽和脂肪酸的攝入量與自殺風險無關，然而，在女性中，魚攝入量極低的女性自殺風險增加，在男性非飲酒者中，EPA 和 DHA 攝入量最高的人群自殺風險增加 。攝入 omega-3 脂肪酸與減少攻擊性也有關。

對排疫苗毒針之毒及有長新冠者之治療，建議 EPA/DHA 的組合，初始劑量為 1 克 / 天（EPA 和 DHA 的組合）並增加至 4 克 / 天（活性 omega-3 脂肪酸）。

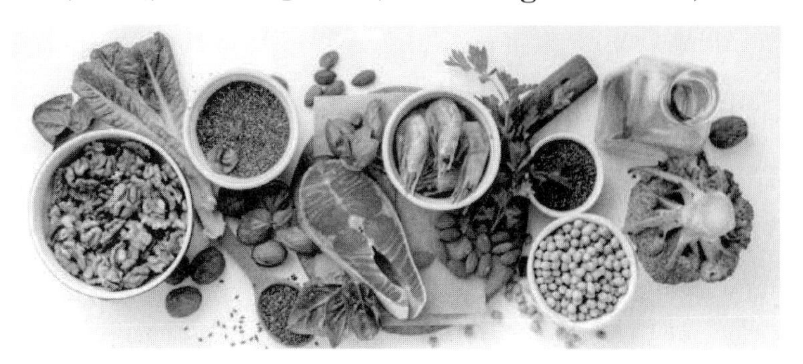

N- 乙酰半胱氨酸

乙酰半胱氨酸(N-acetyl cysteine NAC)，也稱為N- 乙酰半胱氨酸或 N- 乙酰 -L- 半胱氨酸，是半胱胺酸(cysteine)的衍生物，也是穀胱甘肽 (Glutathione，又稱 GSH，抗氧化劑的一種）的前驅體，已被用作祛痰劑，用於治療粘液分泌過多，例如慢性阻塞性肺病，囊性纖維化肺病。

乙酰半胱氨酸對阿茲海默症（Alzheimer's disease，縮寫：AD，俗稱早老性痴呆）的療效，即精神病學領域，對藥物成癮、強迫症和精神分裂症的研究為熱門課題。

由新型冠狀病毒感染引起的症狀有皮疹、血栓形成和嗅覺喪失，急性呼吸窘迫症候群以及細胞因子釋放症候群（cytokine release syndrome）引起的多系統衰竭等。

一項雙盲試驗研究，對象為接受標準護理的 82 例新冠病毒確診的重度肺炎患者，與對照組相比，結果口服 NAC（每天劑量 1200 mg）者顯著降低嚴重呼吸衰竭的病症、14 天和 28 天試驗期死亡率也下降，並能改善氧合指數(arterial oxygen tension)比率，疫情期間常聽到血氧機，就是與偵測氧合指數有關，當出現肺泡損傷或肺水腫時，病人的氧分壓無法得到充分提高，故氧合指數會明顯下降，臨床上，若氧合指數不超過 300 mmHg，表示出現了急性肺損傷，，氧合指數越低，表示缺氧越重，病情也越嚴重。

NAC 可穿透細胞並脫乙醯化產生 L- 半胱氨酸，進而促進 GSH 合成。 NAC 的口服給藥可在疫苗損傷的治療中起輔助作用， 口服穀胱甘肽吸收不良，因此不推薦。含有乙醯穀胱甘肽、NAC 和維生素 C 的組合補充劑可以提高穀胱甘肽的生物利用度。

對排疫苗毒針之毒及有長新冠者之治療，建議每天服用 NAC 600-1500 毫克。

羥氯喹

羥氯喹（Hydroxychloroquine， HCQ）是一種抗瘧疾藥，可用於治療全身性和皮膚性紅斑性狼瘡及減輕類風濕性關節炎的炎症。

羥氯喹 (HCQ) 具有在氯喹 (chloroquine) 的側鏈末端添加羥基的結構。 即，該製劑含有 200 毫克硫酸鹽，相當於 HCQ 155 毫克。HCQ 具有與氯喹相似的藥物動力學，但從胃腸道吸收更快，並可透過腎臟迅速排泄，通過細胞色素 P450 酶（CYP 2D6、2C8、3A4、3A5）代謝成為 N- 去乙基羥氯喹 (N-de-ethylhydroxychloroquine)。

紅斑狼瘡得名於皮膚上看起來像被狼咬過的紅色斑點，特別是臉部、耳朵和頸部常見的特定皮膚症狀，以及由 DNA- 抗 DNA 抗體等免疫複合物的組織沉積引起的全身發炎症性病變，這是一種自身免疫性疾病。

多發於年輕女性，發病年齡為 20 ～ 40 歲，病程會反覆緩解和加重，呈現慢性病程。

免疫調節劑硫酸羥氯喹（商品名 Plaquenil Tablets 200mg）獲准生產銷售。 適應症為「皮膚型紅斑狼瘡和系統性紅斑狼瘡」，劑量為 200mg 或 400mg，口服，每日一次。

HCQ 是一種有效的免疫調節劑，已被認為是系統性紅斑狼瘡 的首選藥物，可以降低死亡率。 因此，對排疫苗毒針之毒及有長新冠者之治療使用 HCQ。200 毫克，每天兩次，持續 1-2 週，然後根據耐受情況減至 200 毫克 / 天

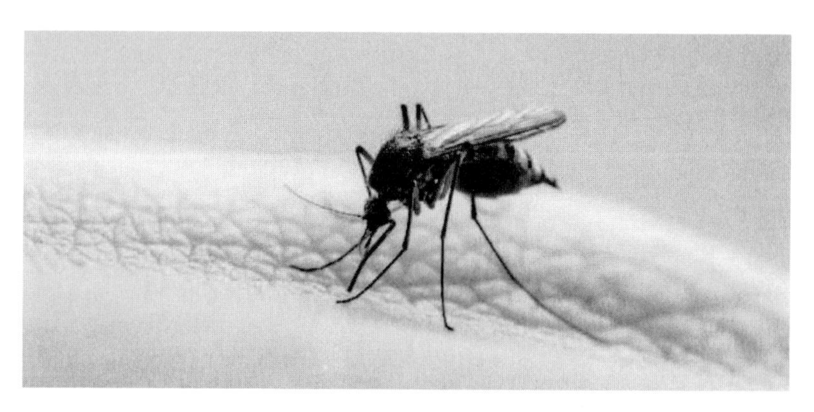

圖：引起瘧疾的瘧蚊

行為矯正、放鬆療法、正念療法和心理支持

正向思考、正向能量心態與宇宙及宗教信仰，
對排疫苗毒針之毒及有長新冠者有幫助。

採用自然醫學與能量療法

自然醫學（natural medicine）在歐美已盛行將近三十年了，台灣卻少為人知，近年來才漸漸有人談論。自然醫學主張回歸自然，以天然無毒性，副作用少的「自然療法」（natural cure，naturopathy），來預防、治療疾病，達到養生、健康的一項非主流醫學。

自然療法是指以自然方式治療疾病的觀念，強調的是預防疾病的發生而非治療。早在人類老祖宗、遠古文明時期就有此概念，如古中國的中醫，希臘名醫希波克拉底，都已具有自然醫學的觀念。

自然醫學與近代西方醫學對疾病治療理論有些不同，因此許多現今醫學人員並不認同，台灣地區尤其如此，觀念與心態都落後於先進國家情況下，自然醫學與能量醫學的發展極為緩慢，甚至遭到打壓，往往醫生只要說：「如果這類療法果真那麼神奇，全部醫院都可關門了。」因此一般民眾也不易相信現代醫學以外的其他療法。

自然醫學理論基礎與概念為基於大自然有自淨能力，所謂「流水三尺不腐」，人類也有與生俱來的自癒能力。以無化學合成物、無毒，無副作用為主。以預防為前提，有別於近代醫學的治療以汐全方位考慮身、心、靈三位一體健康法等。

目前主掌醫療的主流西方醫學，是一種對抗醫療，本身有一些缺點，並無法滿足病患的需求，而以自然為主的順勢療法，與西醫則有很大差異。

表近代西方醫學缺點

1. 不尊重生命，以殺滅方式治療疾病，如使用抗生素、抗癌藥、放射療法等。
2. 物質化，忽略精神層面生命，無法達身心靈三位一體健康。
3. 頭痛醫頭腳痛醫腳，無法根本去除疾病。
4. 治療爲主，無預防觀念。
5. 副作用大，看小病得大病。
6. 無法解釋病因，盲點多。

西方醫學與能量療法比較

	西方醫學	能量療法
作用機制	針對疾病不對個體	針對個體治療而非疾病本身
成份	化學合成為主	天然植物與礦物為主
使用劑量	通常很大	無限稀釋很小
功效	依疾病而異	依個體而異
預防功能	很低	很強
副作用	有	無

每個人都有其特殊的遺傳基因，也就是所謂的個體差異，所以實施自然醫食療法的首要之道，就是瞭解自己的體質，再配合飲食與其他方法做整體治療，效果才會比較明顯。如果這些方法的效果不理想，不妨考慮併用輔助療法。

輔助療法通常又稱為「整合醫學 (complementary and alternative medicine，CAM)」，包括自然醫學、身心療法（含手部操作及身體為基礎療法）、能量醫學、生物學基礎療法與俗稱的「另類療法」在內，現在已經逐漸受重視。

身心療法包括靜坐、祈禱、心理治療與音樂治療，另類醫療則有同類（順勢）療法、自然醫學、中國與印度傳統醫學；生物學基礎療法包括：天然植物草藥、保健食品、特殊飲食（如生機飲食）等；能量療法則是以能量場或生物電磁場產品為主。最受一般人歡迎的則是手部操作及以身體為基礎療法，如整骨、整脊及按摩等。至目前為止，可以說沒有任何一項預防與治療疾病的方法足以讓大多數人滿意，輔助醫療法也一樣，必需多管齊下，如注重飲食健康、改善週遭環境、加強壓力管理、多運動以及保持心理健康等，才能充分發揮自癒功效。

尤其是難纏疾病（例如罹患癌症）更不能只用單一治療法，一定要配合其他因素才能增加治癒機會。依照自然醫學理論，惡性病的導因不只限於有形的肉體，還牽涉到無形生命，例如前世的冤親債主也必須妥善處理（可能會有很多人認為迷信），接著再做心理治療，如讀聖經或佛經、聽藥師佛經或祈禱，輔以生機飲食、保健食品、能量或同類療法，盡量保持心情平靜，等待最佳治療時機。最重要的是西醫的治療方式不能輕易放棄，畢竟這是目前所知較直接的根治性療法，必要時還是該視情況做切除手術或化療等。總之，沒有單獨一種方法是萬能，只有多管齊下才有好轉的機會。

正向思考

憤怒、悲傷、憂鬱等負面情緒、思考會干擾自律神經，影響免疫功能，直接或間接引發疾病，使人容易衰弱老化甚至死亡，所以保持寬心，用正向思考健康的態度過生活，身體也會更健康，也會提高抵抗力抗病毒、排毒。

古中醫青籍「黃帝內經」中也提到「怒傷肝，喜傷心，思傷脾，憂傷肺，恐傷腎」，傳統中國醫學認為情志失和內傷，便會情緒波動，心神紊亂，疾病叢生，危及身體，導致早衰；所以養生之道需先養心，想辦法讓身體免除疾病內因干擾，才能進一步遠離疾病，抵抗病毒抗衰老，延年益壽。2009年3位科學家因研究「端粒（telomere）」獲諾貝爾醫學獎。端粒能確保染色體DNA完整複製，可能與老化及癌症等相關。端粒是人體染色體末端的DNA重複序列，細胞每複製分裂一次，端粒就縮短一些，如果端粒短到一定程度，細胞就會停止分裂，因此端粒變短代表的就是細胞衰老，也是個體老化的主要原因之一。

科學家發現高度壓力、嚴重憂鬱等狀態會加速端粒縮短，這是正念思考減壓能抗老化防病毒入侵主要原理。

美國耶魯大學曾研究 660 位 50 歲以上的中老年人，在長達將近 23 年追蹤後，研究人員發現持正向態度的中老年人，比態度消極的中老年人，平均壽命多了 7.5 年，免疫力也提高。進一步分析，發現兩組的社會經濟地位與健康狀態並不影響研究結果。換句話說，只要心念一轉，不管有錢沒錢、有病無病，積極正向的人生態度會心理影響生理、都能更長壽，所以」 觀念轉個彎，生命無限寬」。

另外，美國哈佛大學的學者在歷經 8 年研究，總數超過 7 萬名婦女參與的問卷調查中發現，對生活樂觀的婦女，因癌症、心臟病、中風、呼吸道疾病、感染等所致的死亡風險，比生活悲觀的婦女低了將近 30%。

負面思考自己當覺得老，就老了！這不是哲學，正是醫學的實證，只要對人生抱持正面態度，正面「想」的話就能讓人快樂健康，抗病延壽。

此外，行為矯正、放鬆療法有助於改善患者的整體健康和心理健康，自殺是疫苗受傷患者的一個真正問題。太極拳是一種促進健康的中國傳統武術，已被證明有助於預防和治療包括長新冠在內的疾病。 瑜伽具有免疫調節特性，對疫苗受傷的患者也有益。

二、八週完全健康計畫

基於演化的需要，生物體必須具有自我修護的機制，抵禦造成損傷及疾病的力量。在人類存在的歷史之中，大部分的時間沒有醫師的存在，然而人類能生存下來，就是靠自身的「痊癒系統」的最佳證明，該如何使這個神奇的痊癒系統發揮功能？其關鍵就在自己手中。

「八週完全健康術」是一個讓您在八週之內立即感受到自癒力的健康計畫，將自癒力所提到的資訊安排成為每週的建議，幫助讀者改變生活型態，使它成為自發性痊癒的有利因素。每一週的建議都是讀者前一週所做的延續。兩個月之後，讀者將可以建立起一個痊癒性生活型態的基礎。

在看過這個計畫之後，訂好一個自己可以開始執行的日期。在完成之後，可以決定你想把哪些改變融入日常生活型態中。假如覺得這個計畫的速度對自己而言太快了，可將它放慢且依自己的速度進行。

第一週

□ 計畫事項

徹底檢查你的食品櫃及冰箱，把橄欖油之外所有的油都移走，丟掉所有的人工奶油、固態植物酥油及含有這兩種油的產品，閱讀所有產品的食物成分標籤，丟掉那些含有部分氫化油的產品。如果你手邊沒有特級的橄欖油，出去買一瓶並開始使用它。你也許也應該買一小瓶用壓榨機榨的有機油、菜籽油。

□ 飲食

這星期開始吃一些新鮮的青花菜。如果你沒有特別喜愛的烹飪方法，這星期到健康食品店買一些亞麻籽，磨碎之後撒在你的食物上。

□ 營養補充品

這星期開始服用維生素 C，早餐時服用一千至兩千毫克，晚餐時再服用一次，如果可能的話，睡前再服用第三次。

□ 運動

試著在這個星期空出五天，每天步行十分鐘。如果你原本就在做步行之外的有氧運動，就加做步行。

□ 心／性靈

思考你自己的痊癒經驗，把你過去兩年內復元的疾病、傷害或問題列出一張清單，並註明你為了加速痊癒而做的任何事情。

第二週

□ 計畫事項

找出你的飲用水是從哪兒來的，並可能含有什麼雜質。停止飲用氯化的水。如果你家中沒有裝置淨水系統的話，就去取得這方面的資訊。同時開始買瓶裝水喝。

□ 飲食

到一家健康食品店去，仔細了解冷凍及冷藏部門有些什麼黃豆製品。選擇其中一種試試看。買一些日本綠茶試試。如果你喝咖啡或紅茶的話，試著部分或全部以綠茶代替。

□ 營養補充品

開始每天早餐時服用一些 β 胡蘿蔔素。

□ 運動

將每日的步行時間增加為十五分鐘，並且試著在這一星期內抽出五天做步行運動。

□ 心／性靈

注意您的內心意象，並記錄對您有強烈情緒影響的影像。思考一下您如何能將這些影像運用於痊癒的觀想。去公園或你喜歡的自然地帶，盡可能地在那裡多待一些時間，但不要刻意去做任何事情，只是感受那個地方的能量。試著做一天的「新聞斷食」。一整天不要閱讀、觀看或聽取任何新聞，看看你有什麼感受。開始做一些你了解的呼吸運動。

第三週

□ 計畫事項

找出你可以在哪裡買到有機農產品。決心購買以有機方式生產的蔬菜及水果。

如果你使用電毯，請立刻停止使用並把它收起來。把電子鬧鐘搬離床附近的地區。買一個護目鏡放在你的電腦螢幕上。如果你沒有防紫外線的太陽眼鏡的話，出去買一副。

□ 飲食

在這星期當中，至少有一餐刻意多吃一份蔬菜和水果。以你自己選擇的黃豆食品，取代至少一份肉類。

□ 營養補充品

午餐時或在你最大的一餐中，服用四百至八百單位的維生素 E 及兩百至三百微克的硒。

□ 運動

把每天的步行時間增加到二十分鐘，每星期做五天。如果你也在做其他的有氧運動，考慮把它減為二至三天，並以有氧步行替代。

□ 心／性靈

列一張你想看的有關性靈、宗教、自我成長、詩、傳記或其他方面的書單，並選擇一本你這星期要開始看的書。

列一張你覺得和他們在一起時比較有生機、比較快樂及比較樂觀的朋友名單。從中選擇一位你這星期當中將與其多相處的人。多買一些花。

第四週

□ 計畫事項

檢查你的床、床墊及睡覺的位置。你的床是否舒適？你的臥室是否嘈雜，影響睡眠的安寧？如果是的話，請做必要的改變。如果你住在一個空氣污染的地區，了解一下在家裡或臥室裡裝置空氣清淨機的事宜。

□ 飲食

這星期開始吃一些蒜頭。試圖以黃豆蛋白質替代一餐的動物性蛋白質。

□ 運動

有氧步行運動的時間增加到二十五分鐘，一週五次。

□ 心／性靈

這星期試試做兩天的﹁新聞斷食﹂。繼續做呼吸練習。每天一定要做兩次放鬆的呼吸運動。和一位你知道曾自疾病或傷害中痊癒或復元的人聯絡，並詢問那段經驗的過程。

第五週

□ 計畫事項

打聽你可以在哪裡做蒸氣浴，並做一次長達二十分鐘的蒸氣浴。蒸氣浴的熱度應該足以讓你大量流汗，但你必需要飲用足量的純淨水來補充流失的水分。

□ 飲食

嘗試一天的水果斷食，可以吃各種新鮮水果，但是除了水和青草茶之外，什麼都不能飲用。在這一天照常服用維他命 C，但是其他的營養補充品都不要服用。你也可以試試薑糖，看你是否喜歡它。

□ 運動

把有氧步行時間增加為三十分鐘，一星期做五天。

□ 心／性靈

看看能否把新聞斷食的天數延長為三天。每天做呼吸運動的練習。聽一段你認為很有靈性或使你意氣昂揚的音樂。把更多的花帶入家中。

第六週

□ 飲食

今天試試看一天的果菜汁斷食，隨意地飲用任何水果汁及蔬菜汁，再加上水及青草茶。但在這一天只服用維他命 C，其他的營養補充品都暫停。這星期仍然吃兩次黃豆食品。繼續吃至少兩次的青花菜。

□ 運動

把有氧步行運動增長到三十五分鐘，一星期五天。

□ 心／性靈

把新聞斷食的天數延長為四天。去參觀一間藝術博物館或試著欣賞一些藝術作品、雕塑品或你覺得很美麗或引人入勝的建築物。繼續每天的呼吸練習。

第七週

□ 計畫事項

想想你這星期能做什麼樣的服務工作，例如在某家醫院或慈善機構做幾小時的義工，幫助一位無法活動或臥病在床的人或任何需要一些時間及精力去幫助別人的活動。繼續做蒸氣浴，如果可能的話，增加為一星期三次。

□ 飲食

在這個星期的斷食日，只喝果汁、水及青草茶，服用維他命C，但不服用其他的補充品。繼續遵守上週的飲食原則，至少吃兩餐黃豆蛋白質，吃大量的水果、蔬菜、全穀類、薑及蒜頭。

□ 運動

把有氧運動時間增加為四十分鐘，一星期五天。

□ 心／性靈

主動和一位你已經疏遠的人聯絡。撥空享受鮮花、音樂及藝術。把放鬆的呼吸練習增加為每次八個循環，一天兩次。

第八週

□ 計畫事項

回顧你在過去八星期所做的生活型態改變，並思考你希望將哪些改變變成永久性的。設計一個合乎實際的計畫，並在之後的八星期中執行。

□ 飲食

在這個星期，嘗試一次一天的飲水斷食。你可以喝一些加檸檬的青草茶，但是不能攝取任何有熱量的飲料。如果這變得太過於困難的話，你可以喝一些稀釋的果汁。斷食這一天，服用維生素C，但是略去其他的補充品。思考將如何在下面幾週當中，繼續執行你在這個計畫期間所做的飲食改變。

□ 營養補充品

開始服用你的滋補品。下定決心試用兩個月，看看這對你的能量水平、抵抗力及外觀有何影響。

□ 運動

達到每次步行四十五分鐘的目標，一星期五天。

□ 心／性靈

繼續呼吸練習。每當你覺得焦慮或懊惱時，開始運用放鬆呼吸法。每天至少要做兩次練習。試著一整個星期都在新聞斷食中。在這個星期結束時，考慮在下面幾個星期當中，你要讓多少新聞回到你的生活裡。想想傷害過你或讓你很生氣的人，試著去了解他們的行為並原諒他們。你能向其中至少一個人表達你的諒解嗎？以特別美麗的花來獎賞你自己完成了這個計畫，也買一些花送給別人。

三、抗疫金三角－維生素C、D與鋅

依最新研究報告可以確定，無論一般人或是新冠肺炎患者，當血液中維生素C濃度偏低時，發展成重症甚至致死的機率都會大幅上升。而維生素D含量與新冠肺炎確診則有負比例關係，也就是説維生素D含量越高確診比例越低，在疫情爆發前有補充維生素D習慣的人較不易感染，若確診病況較不嚴重，死亡風險也低。

一項研究發現：連續七天給予新冠確診患者6,000IU的維生素D3，血液中的濃度上升到了50ng/ml，確診病況較輕，死亡機率也降低。

補充維生素D3之外仍需曬太陽，另肥胖、糖尿病、高血壓患者的維生素D含量比健康民眾還少，罹患新冠肺炎後，得到重症與死亡的風險也比較高。

另一抗疫金三角是鋅，當新冠病毒進入細胞後，需要RNA聚合酶(polymerase)來進行病毒複製，「鋅」可以抑制RNA聚合酶，有效防止病毒複製。

且「鋅」可以使病毒變得溫和，能幫助身體的免疫系統，在不過度產生免疫反應的情況下破壞病毒，因此可透過攝取「鋅」來增強預防新冠肺炎的能力，也有助於提升免疫系統及控制某些炎症。

一項研究發現，一般人正常血中鋅的濃度是 105.8ugd/L， 而新冠肺炎患者血中鋅濃度明顯低下到 74.5ug/DL。

鋅能對附著在喉嚨黏膜的病毒產生抑制作用，進而減輕病毒的複製能力，此情況下病毒感染將只限在上呼吸道無法進入下呼吸道跟血液當中，所以能防止病毒從靜脈擴散到身體各處，新冠肺炎患者在入院時，血中鋅的濃度每升高一個單位，就可降低 7% 死亡。

維生素四大天王之的B群可抗病毒

維生素B群泛指維生素B1、B2、菸鹼酸、B6、葉酸、B12、生物素、泛酸等8種水溶性維生素。平常若是嘴巴破或口角發炎的時候，一般人會補充維生素B群。維生素B群是一種輔酶(co-enzyme)，事實上，體內酵素反應包括細胞進行氧化、還原作用和增殖都需要維生素B群的協同催化，所以，維生素B群有助於調節免疫細胞活性。此外，維生素B群更和體內抗體、白血球的產生有關，一旦維生素B群不足，將會導致免疫系統退化及淋巴球減少。

維生素B群當中，B1、B2與免疫相關，而B6、B12則是有助於神經方面情緒穩定，如果經常熬夜或工作壓力大，睡眠品質不佳的情況，維生素B群的消耗會比較快，就應適度補充，在疫情期間尤其重要。

食物當中雞蛋、牛奶、肉類、豆類、魚肉、全穀雜糧類、深綠色蔬菜等食物，都富含維生素B群。

有助抗疫的保健食品成分

槲皮素(Quercetin)：槲皮素是具活性的類黃酮，也是飲食中含量最豐富的抗氧化劑之一，可協助人體對抗與慢性疾病有關的自由基損傷，發揮重要作用，所以其功能為提高免疫力、對抗炎症、抗過敏、輔助運動表現、保持整體健康等。含有槲皮素的食物包括洋蔥、蘋果、葡萄、漿果、綠花椰菜、柑橘類水果、櫻桃、綠茶、咖啡、紅酒和刺山柑等。

另外含下列天然物成分的保健食品也有效：五味子、聖約翰草(St John's Wart)、紫草葉(confier leaf)、小白菊(feverfew)、銀杏葉 (Ginkgo Biloba leaf)、大海索草(Giant Hyssop)、歐薄荷 Horsermint(Agastache utifolia)、楓香樹 (Liquidambar)、牛樟芝。

日常食物則可常吃：胡蘿蔔和胡蘿蔔汁、蒲公英葉、植物芽、綠茶以及小麥草和小麥草汁等。

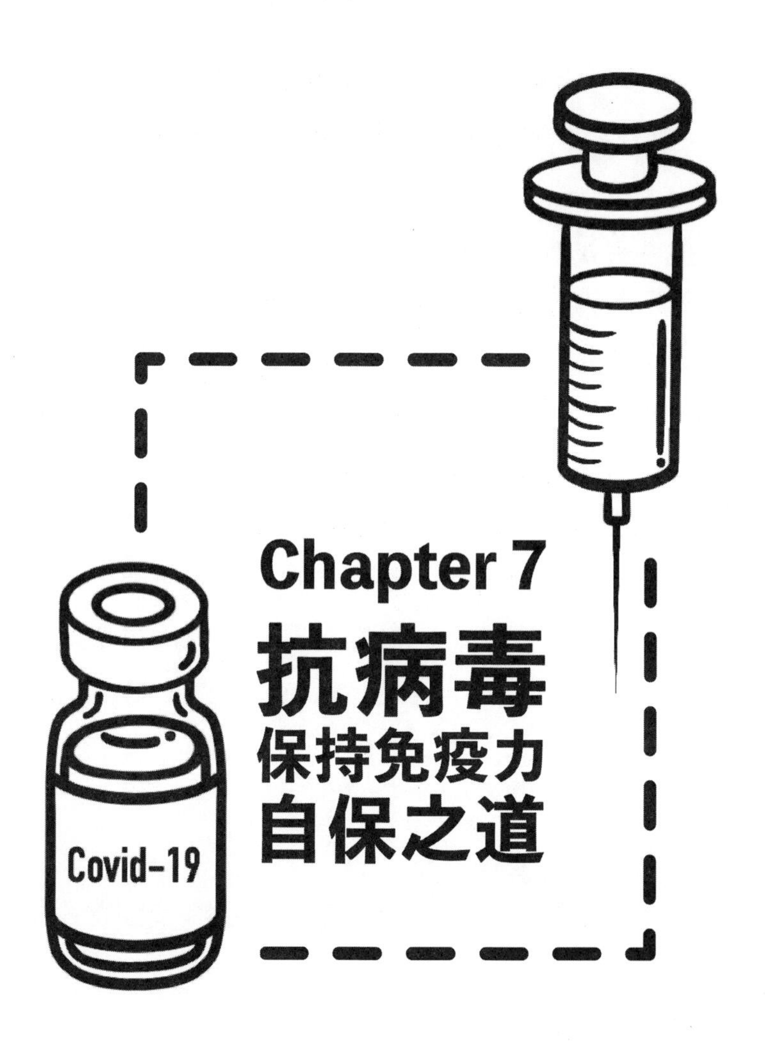

Chapter 7
抗病毒
保持免疫力
自保之道

一、日常生活中提高抵抗力習慣

由提高抵抗力的研究資料中，

可歸納日常生活習慣與高抵抗力關連方法。

減低並釋放壓力：

長期壓力會侵蝕免疫系統，精神壓力會產生壓力蛋白及白介質 6(IL-6) 而促使免疫系統老化，而 IL-6 的量過多也會帶來心臟病、糖尿病、骨質疏鬆症及其他的老化毛病。應付壓力的生理反應是人類生存的機制，即面臨外來緊急壓力時身體必須分泌壓力蛋白去應付。但若精神壓力過大或持續過久，就會抑制免疫系功能，產生過量的 IL-6 便會加速老化，紓壓是身心保健的重要課程，唱歌是紓壓方法之一，也是高抵抗力，長壽日常生活習慣排行第一名， 每天大笑也是可行的。

社交生活多交朋友：

中老年人不宜宅在家，要進入社交圈多交朋友才行。

增強腦力：

多動腦挑戰新事物，愛自然，愛音樂， 為自己生活找目標不可服老，退休了也不可閒著。

良好伴侶及性愛：

最新研究認為中老年人有良好伴侶及甜美性生活可以釋放壓力，更能啟發人類短期記憶和創造力，對於中高齡男女來說，擁有定期的性愛，比沒有固定性生活的族群，能降低至少 5 成的死亡機率，每天互相擁抱三次以上也是必要的。

每天持續運動：

要活就要動，不動就會被抬去種，運動好處眾所周知，不可找藉口不運動，而跳舞也是公認很好運動之一。

宗教信仰：

信仰合法宗教尋求心靈寄託是非常重要的事。

養寵物：

寵物的飼養猶如自己小孩， 尤其老伴走後更是身心靈安慰寄託所在。

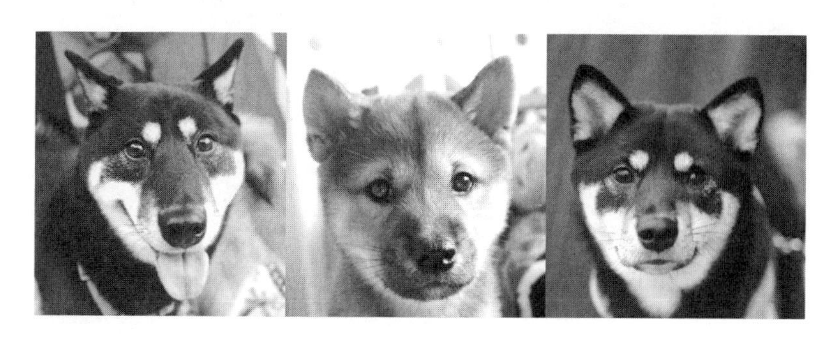

二、飲食金字塔－地中海型飲食

你聽說過飲食結構金字塔嗎？或許你還曾經按照上面的指引，嘗試過那種科學的飲食方式。現在，傳統的飲食結構金字塔遭到了前所未有的挑戰！哈佛大學醫學院的維萊特教授在他出版的「吃、喝、健康」一書中，不但對金字塔的模式提出質疑，而且還提出了他所構築的一個劃分更詳細、更科學的飲食結構金字塔。

維萊特教授認為，老式飲食結構金字塔內，肉類在整個飲食結構中所占的比例不合理，因為攝取太多的肉類，特別是」紅肉即豬、牛、羊肉，會造成膽固醇與血壓升高。同時，沒有被包括在金字塔內的植物油和堅果，不但不會造成過度肥胖，而且還對人體健康大有裨益。

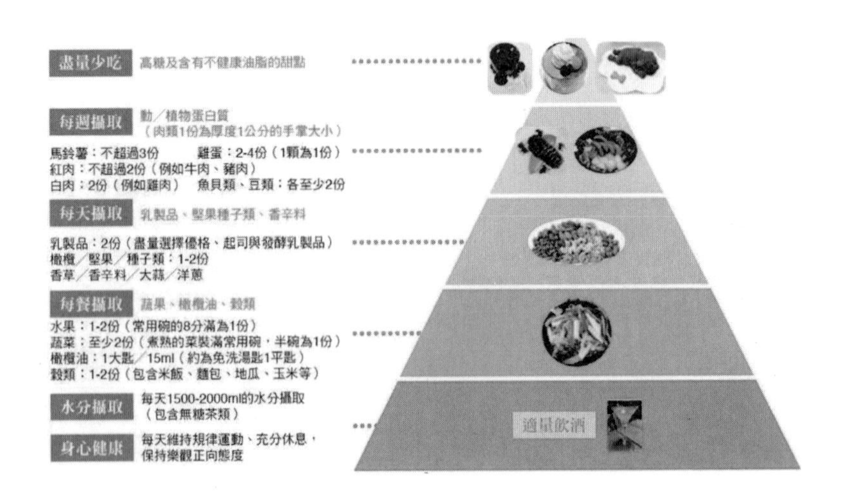

第一層：黃油與甜品

無論是老式金字塔，還是維萊特教授最新提出的金字塔，都把黃油與甜品列在最頂端。由此可見，這類食物除了會增加熱量與脂肪，幾乎沒有其他的功效，更談不上對身體的健康有益了。如果你想保持曼妙的身材，最好遠離這一層的食物，但如果你需要從事大運動量的體能鍛鍊，比如長跑或游泳，你可以在運動前吃一塊巧克力來補充體力和熱量。

第二層：奶製品

在老式金字塔中，奶製品是與肉類同在第二層的。維萊特教授之所以把奶製品單獨提出來放在第二層，是因為攝入過多的奶製品會增加心臟的負擔，導致膽固醇升高，其副作用要比過量食肉還要大。有些人強調奶製品能夠增加體內的鈣質，實際上奶製品並不是唯一，也不是最好的獲取鈣質的途徑。實驗證明，兩杯牛奶所提供的鈣質，僅相當於幾口豆腐為身體補充的鈣量。

第三層：魚類或少量紅肉

海鮮類的肉質被稱之為「白肉」，這些肉類含有豐富的蛋白質和各種氨基酸，而且不會轉化為脂肪，因此，可以每週適當食用兩次至四次，也不宜攝取過多。其他的紅肉類食物如果攝入過多，會導致心血管疾病的發病率升高，特別是動物的內臟，最好不要經常食用，即使是年輕人，過高的膽固醇也會為將來埋下禍患。

第四層：堅果與豆類

這一類的食物在老式的金字塔中被忽略掉了，而維萊特教授恰恰認為它們很重要。許多人都認為堅果會導致脂肪堆積，實際上堅果中的油類都屬於植物油，比起動物體內的油脂清潔，所含的維生素和其他的營養物質也就更多。豆製品中含有多種微量元素，特別是鈣元素的含量所占比例很大，對於骨質疏鬆症患者和老年人都大有好處。

第五層：蔬菜與水果

蔬菜與水果對於人體健康的重要性已無須過度強調了，在肚子允許的範圍之內，盡可能地多攝入這兩大類對身體最有益處的食物。

第六層：全麥食品與植物油

在老式的金字塔中，植物油沒有被列入食用的範圍之內。而在現在的生活中，植物油在烹飪過程中是不可或缺的配料。同時，植物油並沒有想像的那樣高熱量，相反地，其中所含有的微量元素，能夠提供身體所需的物質，應該說是利大於弊。

第七層：持續的體能鍛鍊

維萊特教授出人意料地把體能鍛鍊列為金字塔的「根基」。他認為，一個完美的飲食結構應該以健康的生活方式為基礎。生命在於運動，只有將運動與科學的飲食相結合，才能夠讓身體保持在最佳狀態之中。

值得推薦的地中海式飲食

根據新華網於 2003 年六月二十九日的報導，希臘和美國的科學家經過研究證實，地中海沿岸國家居民的飲食結構，對健康大有好處，其飲食結構能夠減少癌症和心臟疾病的發病率，對延長壽命有一定的幫助。

地中海沿岸居民的飲食，主要以蔬菜、橄欖油、適量的葡萄酒和魚肉、家禽，以及少量的紅肉為主。希臘雅典大學和美國哈佛大學的一個聯合研究小組研究證實，這種飲食結構，對人體健康十分有利。

據研究人員介紹，他們對兩萬兩千名成年希臘人，進行了為期四十四個月的跟蹤調查，研究」地中海式飲食」與因心臟血管疾病和癌症引起的死亡率之間的關係。

研究結果顯示，長時間維持地中海式飲食者，其死亡率偏低，罹患心臟血管疾病和各種癌症的風險也大大降低；而對照組罹患心臟血管疾病和癌症的死亡率，則明顯高於前者。這項研究刊登在「新英格蘭醫學雜誌」上。

所謂的地中海區域是指南歐、北非、西亞、中東等臨近地中海的國家，而地中海式飲食，是指地中海區域居民的飲食型態。地中海區域因其特殊的地理環境，盛產橄欖。橄欖可以直接食用或榨油。

橄欖油的特點，在於它的單元不飽和脂肪酸含量很高。越來越多的研究認為，足夠的單元不飽和脂肪酸可以降低血中壞的膽固醇低密度脂蛋白(LDL)的濃度，卻能維持被稱之為好的膽固醇的高密度脂蛋白(HDL)濃度，對於心血管疾病的預防是有幫助的。

而且，地中海區域新鮮蔬果的供應也不虞匱乏，番茄、青椒、洋蔥、茄子等是當地主要的蔬菜，也是著名的抗癌與抗氧化的食物。此外，像是紅葡萄酒也是地中海式飲食文化的一部份，紅酒中的葡萄萃取物有抗氧化作用與提高密度脂蛋白的功效，酌量飲用對身體有益。

三、腸道造血理論－有利造健康血的食物

食物吃得對，安眠又好睡，可以多活 30 歲，食物吃不對，五臟六腑是累贅會提早到納骨塔睡。依照腸道造血與自然醫食療法的理論，血球與身體細胞的關係是可逆的，只要條件充足即可引起變化；其中，從血球產生體細胞是還原合成作用，而較為罕見的體細胞逆分化回到血球，則屬於氧化分解作用。在正常情況下，大都是由血液滋養體細胞（如骨骼、皮下脂肪、肝臟及其他體細胞），但生病或身體過分消耗（疲勞）或為了特殊的排毒理由下，則情況剛好相反，可以由體細胞逆分化到血球。在日常生活中，我們只要保持飲食均衡，使血液與體細胞功能正常且活潑，新陳代謝就可以順利進行，腸道也可以發揮良好的造血功能，從而保持身體健康。一旦出現異常徵兆，那就一定要改變飲食與生活方式，充分發揮「體細胞逆分化」的作用，以預防、治療疾病，盡速恢復身體健康。

當然最好是從日常生活做起，時時刻刻正常飲食、注意作息，保持體細胞的正向分化，因而擁有健康快樂、活力充沛的身體。就自然醫學理論而言，有利於腸道造血的食物包括：以糙米為主食，副食方面則包括根菜類、葉菜類、海藻、小魚、貝類等，但蔬菜最好選擇當季或

當令的種類。注意主食與副食的比例最好是一比一，或者二比一，雖然說現代人因為普遍怕胖，主食愈吃愈少，甚至以副食取代主食，但從腸造血的健康角度來看，副食的量還是不宜過多，尤其不能不吃主食（事實上，容易發胖的食物在零食與吃得過量，主食並不是過重的主因）。

此外，可以常吃有利於健康的胚芽、富含葉綠素的蔬果，尤其酵素絕對不可缺少；可能的話再適度服用天然蜂王漿與人蔘。日常生活中可以常喝藥草茶，例如常以薏仁、枸杞、桂圓等泡茶飲用，不僅有助於造血、保健康，還有美白效用。當然「喝好水」也非常重要，俗話說「水是百藥之王」，水是最佳溶劑，每天一定要適量補充；但喝什麼水最好也一直備受關注，依照我近幾年的了解與觀察，選擇較有理論根據的「能量水」不失為輔助方法之一。

以下略做介紹：

主食糙米加雜穀類

傳統上東方人以穀物為主食，再搭配蔬菜及水果，這樣的生活方式傳承了幾千年；直到近百年來西風東漸，加上經濟好轉了，人們開始以肉食為主，以致腸道中的毒素增加，血液逐漸濃濁、充滿血脂肪，心血管疾病患者逐漸增加，有肥胖困擾的人也愈來愈多。

然而不知道從什麼時候開始，大家都把肥胖的矛頭指向主食，認為是飯、麵等澱粉類吃太多的緣故，因此流行「少吃飯、多吃菜」，或者「只吃菜、不吃飯」，結果胖者恆胖，但體力更不如前，反而很容易生病，這就是不能體會腸道造血說與自然醫食療法所致。

所謂自然醫食療法就是「回歸以糙米為主食的生活型態」，也就是說，在糙米中加入少量的薏仁、黑豆、小紅豆、糙麥、黍、粟等雜糧，再搭配其他蔬菜、水果。

這樣的飲食方式不僅可以攝取到人體所需的充足營養素，還有防病、保健之效。

根據營養學家的分析，糙米中含有穀物最營養的麩皮與胚芽（精白米就是碾去這兩大主要部分，留下好看又比較美味的白色主體，但營養已失去大半），尤其是胚芽，含有碳水化物、脂肪類、粗蛋白、纖維，維生素Ａ、Ｂ１、Ｂ２、Ｂ６，維生素Ｅ、尼古丁酸、葉酸及各種礦物質等，這是所有穀物發芽、再生所必須的部分，所以有人稱為「生命之源」，十分珍貴，豈可輕易浪費。

目前已知，常以糙米為主食至少具有下列功效：

1. 改善腸道功能，使血液更乾淨。

由於糙米富含纖維質與植物性脂肪，有助於促進腸胃蠕動，使新陳代謝順暢，避免腸內異常發酵、產生毒性物質而污染到腸道與血液，因而促進腸胃功能，使血液保持乾淨，還有防治便秘之效。更因為避免腸道中糞便與脂肪累積，因而亦具有改善腹部肥胖的效果。

2. 促進腸道有益菌增殖，有利腸造血，並因而改善貧血症狀。

糙米中含有各種均衡的營養素，例如維生素能促進循環系統機能順暢，果寡糖有助於保持腸內菌叢的生態平衡，使有益菌占優勢，而有利於造血。尤其是胚芽的生發能力甚強，可以提供良好的造血原料，因而改善貧血症狀。

3. 具有防癌、抗癌作用。

現在罹患大腸直腸癌人很多，其主要原因就是飲食與生活不健康，譬如攝取過量的脂肪類食物、沒有定時排便，以致長期便秘，宿便污染血液，加上長期附著導致血液循環與排便受阻，形成惡性循環所致。經常以糙米為主食即可促進排便順暢，避免有害物質長期堆積，因而有防癌抗癌效用。

4. 平衡神經系統，促進精神穩定。

新陳代謝順暢之後，神經與精神系統功能都可因而保持穩定，不至於出現神經質或不明原因疼痛現象，一舉數得。

注意比例，還要充分咀嚼。

雖然說常吃糙米對身體有很多好處，但也要注意搭配原則和食用方法，才能取其利而避其害。

1. 糙米與雜穀的比例維持在一比一最佳。

除了主食以糙米為主之外，最好再加入相當比例的雜穀類，使營養更均衡。其混合比例以糙米、雜穀（小紅豆、薏仁、黑豆、糙麥、黍、粟等）各一半最好。至於每人每餐的食用份量，通常大約為電鍋所用量米杯的半杯為標準，亦即每餐差不多要一百五十至一百七十公克。主食通常都是午晚兩餐，早餐比較簡單；如果因為特殊需要而一天只吃兩餐者，也可以兩餐都吃糙米雜穀飯。

2. 每口飯都要充分咀嚼

自然醫食療法的要點就是「讓食物能充分被身體消化、吸收」，以達到強健身體、防治慢性病的目的。為了達到這個目的，最重要的就是「充分咀嚼」，尤其是剛開始吃糙米飯的人，因為其中含有麩皮，不像精白米那麼軟爛，更需要充分咀嚼才容易消化、吸收。

那麼究竟要咀嚼多少次才足夠呢？有人主張一口飯至少要咀嚼二十至三十次，甚至認為糙米雜穀飯最好咀嚼一百次；但這些都是原則而已，如果每吃一口飯都要仔細計算咬了多少次，那就失去吃飯的樂趣了，生活太緊張反而更不容易消化。事實上只要慢慢咀嚼，直到口中的食物完全與唾液混合在一起，成為乳糜狀即可。由於每個人的飲食習慣不一樣，每一口的容量大小也有差異，所以還是以「咀嚼到乳糜化」再吞嚥比較自然、方便。

值得一提的是，唾液是人體消化食物的第一道關口，也是滋潤口腔、食道，增強元氣的津液，因此千萬不可隨意吐出、浪費掉。即使因為罹患消化系疾病（如食道癌）或鵝口瘡，無法充分咀嚼或吞嚥很困難的人，也要設法把所分泌的唾液吞下去，讓其自然的通過喉嚨，就有滋潤消化道、促進吸收與保健養生的效果。

過去道家養生最重視的就是津液，不僅十分珍惜，甚至主張讓津液充滿口腔以後，再鼓漱後吞下，最具保健效果；有的人還將津液放在手掌上搓熱以後再按摩臉部，據說有很好的養顏美容作用，常做可以返老還童，可見唾液的珍貴程度。

3. 糙米的污染比精白米少

有的人擔心糙米的營養成份雖然比精白米優良，但麩皮未脫得很乾淨，是不是更容易含有農藥等其他有害物質。其實不用過於擔心，因為有害物質並不是存在麩皮之中，而且糙米中含有植酸(phytic acid)，還能與放射性物質、農藥等結合，快速通過腸道、排出體外，避免被腸道吸收。就算有害物質已經進入體內的血液循環之中，糙米也有助於強化肝、腎功能，將這些毒素過濾掉，並盡速排出體外。

就自然醫食療法的觀點而言，糙米屬於鹼性，有益健康；而精白米偏酸性，過度食用反而不利養生，所以還是以糙米作為主食較佳。

4. 最好加上蔬菜、海藻、貝類等副食

雖然糙米的營養豐富，畢竟還是不夠均衡，最好能夠適度搭配蔬菜、海藻、貝類等副食一起食用較佳，這方面將在以下各節中詳細說明。

加上穀豆類使營養更完整

糙米固然比白米好，但穀類中的氨基酸分佈還不夠均衡，若能與豆類一起食用就可以獲得互補，使營養更均衡。這些豆類包括：

1. 小紅豆：

又名赤小豆，含有很多優質的維生素Ｂ１；傳統上認為紅色食物補血，實際經驗亦發現小紅豆有助於增強心臟機能，維持循環系統功能正常；其外皮則具有利尿、促進通便作用，有利於促進腸造血，維護血液品質。

中醫認為小紅豆功能消毒退熱，亦能消水腫，尤其以赤小豆鯉魚的功效最佳。

2. 黑豆：

黑豆中含有多種氨基酸，如離氨酸、色氨酸、麩氨酸，天然蛋白質以及各種酵素、亞麻仁油酸等。

其中尤以離氨酸與色氨酸最重要，因為亞洲人以米為主食，而米飯中正好缺乏這兩種，必須從黑豆或黃豆中補充，經常食用有助於血行順暢、強化體力，改善過敏性體質。

其所含的天然蛋白質可以促進新陳代謝，將體內不必要的水份、廢物等排出體外，具有相當良好的解毒作用；所以傳統上均以「黑豆甘草」解輕微的食物中毒。

此外，黑豆中所含的麩氨酸還有調味作用，可增加食物的口感。常吃黑豆也有清血作用，使人倍感清爽。

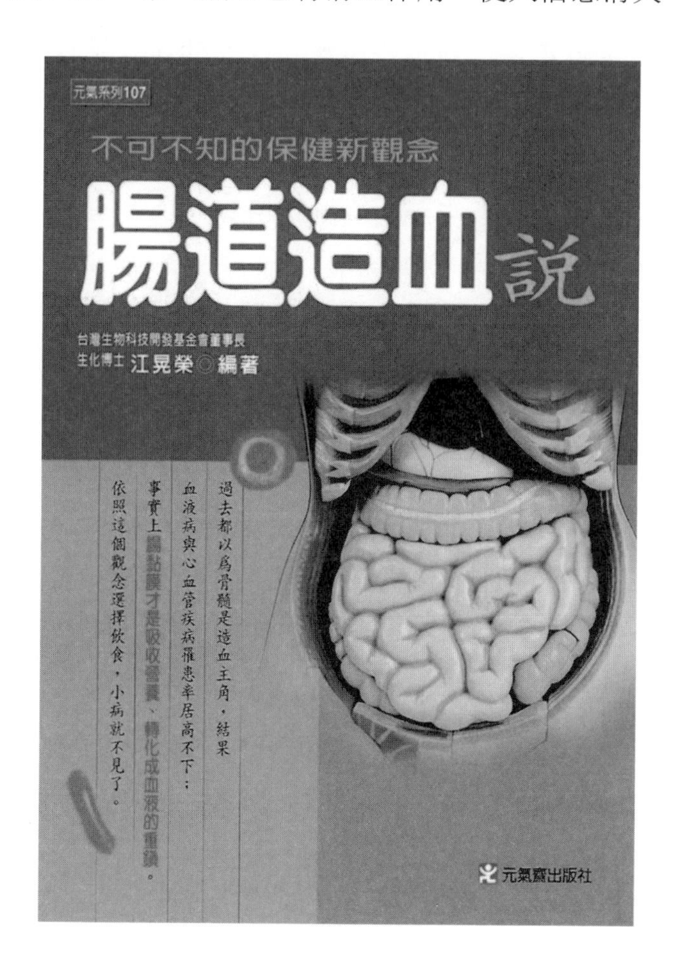

穀類胚芽能提高腸造血機能

完整的穀物大都包含表皮、胚芽與胚乳，只要落到土裡、有水分滋養，胚芽就可以從土中冒出來，長成另一棵結實累累的植株。換句話說，胚芽負有穀物生長、茁壯、繁衍的重責大任；只要穀物中帶有胚芽，理論上就可以繁衍出另一個植物生命；可見胚芽為整個植物生命活動所必須，也可以說是穀物的生命之源。

就目前所知，胚芽的有效成分至少有十多種，如：植物性碳水化合物、粗蛋白、脂肪、食物性纖維、維生素Ｂ１、Ｂ２、Ｂ６，維生素Ｅ、尼古丁酸、泛酸、礦物質類如鈣質、磷、鐵、鈉等，還有酵母，這在天然食品中是極為少見的。

1. 胚芽所含的維生素B1、B2 可以跟其他有效成分結成複合體，使糖質代謝正常化。

這是以五穀、根莖類為主食的人最重要的功能之一，一旦糖質代謝異常，血液就會變成酸性，不但其他生理機能會受到影響，還可能罹患癌症。除此以外，維生素Ｂ２也是一種強力的輔酵素（一般稱為輔酶），能夠活化酵素、增強細胞與內臟功能。胚芽中豐富的維生素Ｂ群具有安定自律神經作用；經過人體消化吸收之後，還可以在腸壁合成維生素Ｋ，可以防癌。

2. 促進血液生合成作用，補充鐵質，預防貧血。

胚芽能增強腸造血功能，改善貧血，其效果比補充鐵劑還要好。研究人員曾經以貧血患者做實驗，其中一組給予添加了胚芽萃取物的食品，另一組則給予含鐵劑的藥物。四天之後，吃胚芽健康食品者的血漿蛋白恢復正常、紅血球的量也逐漸增加；而服用鐵劑者的血漿蛋白雖然也略有增加，但紅血球的數量幾乎沒有變化，也就是仍然停留在「高蛋白性貧血」狀態，那是慢性病的誘因之一。由此可以證明穀物胚芽的效果優於人工合成的化學藥品。

3. 胚芽還能增強胃腸、肝臟、腎臟等重要組織、系統的機能。

使細胞及造血機能正常、旺盛。只要造血機能發揮作用，健康的紅血球數量增加，全身都可以變得有元氣。

4. 能有效預防癌症。

大家都已經知道，飲食不正確就容易生成亞硝酸胺，那是強烈的致癌物質之一（例如食用香腸等醃漬食物之後再喝乳酸菌飲料）。而科學家經過研究後發現，許多穀類物種子在發芽過程中，種子所貯存的養分（澱粉、蛋白質、纖維素等）會釋放出酵素，如澱粉酶、蛋白質酶、脂質酶及纖維素酶等，可以將養分分解成小分子，以供生長所需。而這類酵素能夠有效阻止亞硝酸胺形成，因而預防癌變。

在這些穀類胚芽中，一般認為糙米、小麥與薏仁胚芽的效果最好。尤其是小麥胚芽中含有一定量的鉬，可以阻斷亞硝酸胺在人體內形成，防癌效果最好。其次是糙米與薏仁，其中都含有碳水化合物、粗蛋白、脂肪、礦物質等成份，能夠防止癌細胞蔓延；尤其是糙薏仁，因為帶有胚芽與暗紅色的麩皮，一般稱為紅薏仁，為台灣穀類中最優良的產品之一，可以多加利用。

有人也許會因此認為，既然穀類胚芽中含有豐富的維生素B、具有多重效用，那就吃口感較好的白米飯，再經常服用維生素製劑或蔬果，不就一樣可以獲得與胚芽相同的營養嗎？其實這種做法是是沒有意義，也不正確的。因為食物以天然的較易吸收利用，營養素也才具有相乘的效果；營養劑雖然經過萃取、濃度高，卻不容易吸收；如果想以吃蔬菜補充穀物胚芽所含的養分，可能一次必須攝取好幾公斤才足夠，那又何必多此一舉呢！

5、富含葉綠素的蔬菜最有助於造血

我們知道血液是人體內最重要的物質之一，全身各個組織、器官、系統都要依賴血液循環帶來的養分才能維持正常功能；而血液中的主角為紅血球，其主要任務為供給腦、腎臟等體內各組織足夠的氧氣。至於血液為什麼呈鮮紅色？那就是血紅素的關係了。紅血球中如果氧氣充足，血紅素就特別明顯，顏色即特別亮麗；如果氧氣不足或血球中含有很多二氧化碳等廢物，血液就會呈現暗紅色。我們如果將紅血球比喻為裝載氧氣的貨車，那麼血紅素就是裝氧氣的小型容器了，由此可見其重要性。

葉綠素的結構與血紅素相同

就化學構造來說，血紅素是血色素與蛋白質的複合體，很多蛋白質食物中都含有血紅素；而有趣的是，真正有助於人體製造血液、使血色呈現鮮紅者，卻不是動物性蛋白質，而是植物性的葉綠素。科學家的研究發現，人體血液中的血紅素化學結構式與植物綠葉所含的葉綠素完全相同，所不同的是，血紅素的結構中心由鐵結合而成，葉綠素則由鎂為結構主體。而鐵與鎂不僅可以相容、互補，還具有互相轉換的作用，因此葉綠素進入人體後可以輕易就變換成血紅素。這種奇妙的轉換作用不只發生在人類身上，多數的草食類動物也是如此；亦即吃草也能生血，不一定要補充富含鐵質的肉類才能補血。研究人員從實驗中也證實，貧血患者補充足夠的葉綠素之後，其體內的造血機能即變得活潑起來，能製造出健康且品質優良的血液，可見葉綠素是人體不可或缺的營養素之一。

所含的酵素具有觸媒轉化作用

科學家發現，人體之所以能夠活力充沛地進行一連串的活動，關鍵就在我們體內時時刻刻都在進行的複雜化學反應；而化學反應需要有各式各樣的觸媒來啟動、協助進行;這些觸媒就是我門俗稱的「酵素」。換句話說，酵素才是人體能順利運作的基礎，也是酵素愈來愈受到重視的原因；由於酵素所牽涉的範圍極廣，非三言兩語所能道盡，我們將另闢一節專門討論，這裡先談葉綠素所具有的酵素功能與觸媒轉化作用。

現代人偏愛精緻食物，三餐與零食所吃的大概都是白米、白麵、白砂糖、肉、蛋、牛奶及大量的化學調味料與人工添加物，這些食物進入人體之後，因為缺乏足夠的酵素作為觸媒，因此體內複雜的化學反應無法順利進行，我們就會感覺消化不佳、排洩不順暢，接著沒有胃口、氣色不好，即使沒有生病，也逐漸變成「半健康人或半病人」狀態。事實上這正是多數人的寫照。

所以現在有很多人主張在日常生活中補充各種酵素，或者多食用蔬菜水果，尤其是葉菜類，主要就是巧妙地利用酵素的作用來活化腸道功能，使腸壁所進行的造血反應更加順利。換句話說，就是利用葉綠素的優良觸媒轉化作用，充分消化食物，同時平衡腸內細菌叢，改善腸壁細胞，以強化腸道的造血（消化、吸收）功能，製造出品質良好的血液。

還有消除疲勞與防癌作用

從日常生活中可以發現，喜愛吃蛋白質食物又不愛吃綠黃色蔬菜水果者，耐力通常都比較差，也比較容易疲勞；相對的脾氣則顯得暴躁，這一點也可以從野生動物中獲得證實。有些研究也發現，癌症患者的血液大多呈暗紅色，而且流動緩慢，人也顯得疲倦、沒有體力。有些初期癌症患者若全面施行生機飲食療法之後，體力與病情即可獲得很大改善，那就是充分補充了葉綠素、大大提高造血功能，使血液清澈化、健康化的緣故。

此外，有些研究亦發現葉綠素具有殺菌、抑菌、強心、防治潰瘍、消炎、抗過敏等作用。只要適度補充葉綠素，發揮酵素的良好觸媒轉化作用，即有改善諸多症狀的效用，消除疲勞、預防過敏與癌症只是其中的代表而已。

注意選擇綠葉蔬菜的原則

在各類食物中，葉綠素含量最多的還是蔬菜，尤其是青菜類的黃綠色蔬菜。常吃這類蔬菜除了能促進造血機能、產生品質良好的紅血球之外，青菜中也含有豐富的維生素C，可與葉綠素一起吸收體內毒素並將廢物排出體外，以保持血液清淨。維生素C還能強壯骨骼組織，強化細胞間的密度，保持血管年輕、促進傷口癒合等，具有多方面的好處。

值得注意的是，富含葉綠色的蔬菜很多，但要知所選擇，絕對不要以為歐美人士常吃的生菜沙拉就是葉綠素的唯一來源；事實上生菜沙拉的材料大多是鮮嫩的淡色蔬菜，口感雖然很好，所攝取到的葉綠素卻明顯不足。一般而言，選擇蔬菜或葉綠素的來源可以遵循以下原則：

1. 選擇最自然的當季（或當令）、當地蔬菜。

所謂「最自然」，是指栽種在自然的土壤中，接受大自然的陽光、風雨考驗之後收成的產物，雖然外表不如溫室栽培者好看，但葉綠素含量充足。

所謂「當季」，就是依照該蔬菜原本的習性栽培，有的適合在春季生長，有的適合在寒冬收成，而不是以人工方法改變溫度、光照與水分的產物；現在有很多農產品號稱一年四季都吃得到，那就不叫「當季」的產物。「當令」的意義與當季相同，指的是「符合時令的產物」。

至於「當地」的意義大家都很清楚，有人說老天都是很公平的，什麼樣的地理環境就會生長出適合當地人食用的蔬菜，譬如瘴氣較多之處，香辛味道較重的食物（如九層塔）就生長得比教茂盛，居民通常也喜歡吃。現在因為交通運輸非常方便，每天幾乎都可以吃到從世界各地運來的新鮮蔬菜，雖然可以嘗鮮，但就保健養生的觀點而言並不是最好的選擇方式；因為這些東西為了運輸與冷藏方便起見，往往都要提早採收，而且不一定符合我們的需要，葉綠素的含量也會受到影響。

2. 依體質的陰陽選擇。

依據自然醫學理論，產於緯度低、溫度高或在夏天收成者屬於陰性蔬菜，比較適合陽性體質的人食用；而產於緯度高、氣溫低（寒冷地帶），或在冬季收成者屬於陽性蔬菜，比較適合陰性體質者食用。再就蔬菜本身的性質來分，葉菜類或生的蔬菜屬於陰性，而根莖類及煮過的蔬菜屬於陽性。陽性體質者若再食用陽性蔬菜，或陰性體質者吃陰性蔬菜，都無法達到互補效果，反而不利腸造血與保健養生。

3. 每餐或至少每天的蔬菜種類要有變化。

蔬菜的葉綠素再高也只是葉綠素而已，不同的蔬菜中還含有很多不同的營養素，因此切忌買一大簍青菜吃一星期，還是要有變化比較好，尤其是本來就不喜歡吃青菜的人，蔬菜多樣化可以增加食用的胃口。

現在由於人工栽培技術很進步，幾乎每個時節都可以吃到同一種蔬菜，以致一進到超級市場，看來看去都是同一種蔬菜，讓人不知買那一種才好，這時就要發揮一點巧思，盡量依以上原則選擇。

4. 盡量避免受到污染的種類。

這個原則有點類似前述的「以自然為取向」，也就是自然生長的種類，而不是在噴灑農藥、施用化學肥料或生長荷爾蒙，或使用其他非自然方法長大的產物。

其實不僅選擇蔬菜講究自然、野生，即使在食用時也不宜添加過多人工調味料；尤其在特殊情況下，不得不補充葉綠素製劑時，一樣要以天然為最優先考量。

主食、副食怎麼搭配最健康

通常我們都把吃了可以飽腹的米飯、麵食或某些根莖類食物稱為主食，而以搭配主食食用的菜餚稱為副食，包括蔬菜與肉類、魚貝類在內。從字義來看就知道，主副食就是一種「主、從」關係，主食最重要，副食居次；依照現代營養學的解釋也一樣，主食就是熱量的主要來源，而由副食中攝取微量元素與維生素，只要主副食配合妥當，各種必要的營養素就不用擔心缺乏。

可是現代人由於經濟生活提高，愛好美食與怕怕等理由，主食愈吃愈少，甚至只吃蔬菜水果而不吃主食，這些都是不正確的。為了保持身體健康，一定要遵守主副食的原則，其比例最多只能各占一半，最好副食的份量在主食的一半以下，而且營養保持均衡，每餐除了富含葉綠素的蔬菜以外，還要有適當的海藻類、魚貝類等副食品，適當的海藻類、魚貝類等副食品，這樣才符合自然醫食的原則。

酵素扮演極為重要的角色

所有動、植物及微生物體內均有酵素存在，這是維持身體功能正常、消化食物、修復組織所必須的物質，也在新陳代謝過程中扮演重要角色。

1. 活化細胞、促進新陳代謝。

人體每天都要進行新陳代謝，也就是吸收新鮮的營養素，並將老舊廢物排泄掉；在這個過程中，酵素扮演著很重要的催生角色，而且不同的新陳代謝需要不同的酵素，這是維持生命、增強體力，甚至活化受損細胞、使其再生的動力，所以說酵素是生命的本體，影響極為深遠。

酵素由蛋白質組成，其基本成分為氨基酸，幾乎參與所有的身體活動，而且對溫度極為敏感，一旦新陳代謝系統出現問題，如發燒、體溫上升時，酵素系統就會停止反應，使人出現疲倦、有氣無力現象，嚴重者還可能昏昏欲睡、意識模糊。如果酵素完全停止活動，生命也可能因此終止。例如有些想不開者喝農藥或氰化物自殺，沒有多久就在痛苦中過世，那就是因為毒物扼殺了酵素活動之故。如果說新陳代謝是動物的活力來源，那麼酵素就是啟動活力的因子；即使人體內擁有多種維持生命的必要物質，如維生素、礦物質、水分及蛋白質、碳水化合物（醣類）等等，如果沒有酵素參與其中，生命一樣沒有意義。科學家目前尚無法利用人工合成來製造與生物體內相同結構的酵素。

2. 分解有害物質、保持身體健康

研究發現，人體的酵素量和其活力、體力正比，但與年齡成反比；也就是說年紀愈大，體內的酵素含量與製造量愈少。所以年輕可以肆無忌憚地大吃白麵包等高澱粉類、肉類或豆類等高蛋白食物，一樣身強體壯、活力十足；但上了年紀之後，如果再像年輕時一樣地吃喝玩樂，身體馬上就會提出警告，出現痛風、肥胖、便秘、脹氣現象，嚴重者還可能罹患慢性病、心血管疾病或腫瘤等等，影響後半生的生命品質。

前面說過，人體有千百種酵素，依據不同需求、協助不同的新陳代謝反應。年輕時因為體內的各種酵素含量充足，而且能夠依據實際的需要而製造、生成酵素，以分解所攝取的食物，消化、吸收之後成為活力的來源，或者分解有害物質、排出體外（例如腸道中就有很多酵素，可以迅速分解穢物，變成糞便排出體外）。而老年人體內的酵素已經消耗殆盡，生成的速度又慢，如果飲食習慣沒有改變，那麼所攝取的食物不但沒有辦法完全消化，反而在消化道內異常發酵，產生毒素，被血液吸收之後，隨處堆積、形成病灶，成為慢性病的溫床。慢性病還會進一步消耗體內所有的酵素、維生素、礦物質等微量元素，一旦各組織、系統裡的酵素量愈來愈低，連血液、尿液、糞便裡的含量也嚴重不足時，健康就開始出問題了。研究人員曾經測試自然死亡者的軀體，發現其中已經完全沒有有益的酵素，只剩下等待分解軀殼的酵素而已。所以說人類的壽命長短也與體內的酵素含量有密切關係。

3. 抗菌、消炎，同時淨化血液。

發炎是指某部位的組織、細胞受損，病菌開始繁殖，血液與組織中的酵素因而開始發揮作用，搬運白血球前來抗敵，無數作戰身亡的白血球與細菌屍體堆積在傷口附近，就形成膿痂。當體內的酵素充足時，這場戰役就可以很快結束，達到抗菌、消炎作用。如果血液裡的酵素含量充足，就可以分解其中的膽固醇，藉新陳代謝作用將廢物排出體外，讓酸性血液變成有益健康的弱鹼性，同時淨化血液、促進血液循環。一旦血液循環順暢，不但痠痛現象可以改善，很多不適症狀也可以好轉。

4. 改善體質、強化腸造血功能。

我們吃進食物之後，必須依賴各種酵素將食物乳糜化，再予以消化、吸收，變成血液供人體所用。另一方面，腸道中的酵素則將進入的殘渣快速分解、排出體外，使毒素不致被腸道吸收、進入血液循環，因此可以維持血液潔淨，成為弱鹼性，有益健康。這樣一來即形成善的循環，強化腸道的消化、吸收功能，等於就是強化腸道造血作用。

生機飲食有助於發揮酵素功能

有一項研究發現，以熟食為主的飲食型態比較不利於酵素發揮作用，而常吃生機飲食者的體內酵素則比較活潑。此外，攝取過量蛋白質也易導致酵素、維生素和礦物質流失，必須採取生機飲食才能活化體內的酵素機能，使新陳代謝活潑、正常。

大家都知道，維生素 E 有抗老化作用，事實上維生素 E 廣泛存在於自然食物之中，特別是有機食品，如小麥胚芽、小麥草、麥製品及多種穀類與植物類食物中，甚至許多植物油中的含量也很多，只要常吃自然、有機食物，就可以強化酵素功能，從而強化腸道造血系統功能。

乳酸菌為腸道健康守護者

人類的腸道中充滿各種有益菌與有害菌，彼此競爭生存空間，有益菌占優勢時，消化、吸收與排泄都非常順暢，人就顯得健康、有活力；如果有害菌占優勢，則情況正好相反，不但腸胃有問題，還會排出惡臭的糞便。其中，乳酸菌就是有益菌的代表。

早在二千五百年前釋迦牟尼佛所留下來的經典中，就有一段記載：「大涅盤經猶如醍醐，最上最妙，若能服用，眾病悉除，一切諸藥悉入其中。」據研究，這段經文的意思是釋迦牟尼在成佛之前曾經飲用羊乳救命，也許正因為羊乳促進了他腸內乳酸菌繁殖，才改善了健康。

後來他就將大有益於世道人心的大涅盤經比喻為乳酸菌一樣，「最上最妙，若能服用，眾病悉除，一切諸藥悉入其中。」當時人們也許不知道乳酸菌這個名詞及其效用，但已經知道牛羊乳經過發酵之後具有「健胃整腸」作用，這就是遊牧民族很少吃蔬菜水果、只飲牛羊乳與乳製品，卻很少便秘或罹患大腸直腸疾病的原因。

本來從我們出生以後，腸道內就有很多乳酸菌定殖，這種有益菌能促進腸道合成並吸收維生素B群及維生素K，也能抑制有害菌、保持腸道健康，所以嬰兒時期的大便並不臭。長大以後，由於營養不均衡、生活不正常，加上壓力大、服用西藥等因素，乳酸菌的數量愈來愈少，而有害菌叢逐漸占據腸道，導致腸道機能失調，不但大便惡臭、黏稠，造血功能低下，甚至成為罹患慢性病與惡性病的誘因。

根據科學家的研究
乳酸菌對人體起碼具有以下幾種功能

促進消化吸收，確保腸道健康

乳酸菌可以調整腸道的細菌生態，使有益菌占優勢，且能正常生長、增殖；同時扮演觸媒的角色，能促進維生素的合成與吸收。即使是乳酸菌的代謝物也有助於促進腸道蠕動，有助於新陳代謝。還能抑制分解菌過度活躍，不致消耗過多的維生素 B，因而可維持維生素 B1 不致缺乏。

1. 膽固醇濃度

乳酸菌能降低血中的膽固醇濃度，避免膽固醇過高。但要持續服用才有效，否則一樣會慢慢升高。

2. 能防治急性腹瀉

乳酸菌可以產生乳酸、醋酸等有機酸，降低酸鹼值，同時抑制有害菌增殖，因此對於緊張或誤食不潔食物所導致的急性腹瀉有緩解作用，時常外出旅遊者可以參考。

3. 降低腸道的癌病發作機率

偏愛吃肉或高脂食物，又不喜歡吃蔬菜水果者，大腸直腸癌的罹患機率比較高。

而乳酸菌可以藉由細胞壁上的多醣成份，吸附腸內有害的致突變代謝產物，抑制致突變菌的酵素活性，同時加速排出體外，因而降低大腸直腸癌的發作機率。

4. 強化免疫系統

乳酸菌可以活化腸道的巨噬細胞與淋巴細胞功能，提升免疫球蛋白 A（Ig A）的濃度，並產生 γ- 干擾素及抗腫瘤因子，以抑制腫瘤細胞形成。另一方面，乳酸菌還能調整腸內菌叢生態，使免疫系統能更有效的對抗有害菌、增強益菌功能。

5. 抗氧化與抗老化

乳酸菌能消除自由基、改善排便功能，避免便秘或堆積過多有害毒素，因此有能延緩老化、保持青春。

6. 常吃優酪乳或乳酸菌製劑

那麼該如何補充乳酸菌、強化腸道造血功能呢？最簡單的方法就是食用含有活性乳酸菌的優酪乳，或者服用乳酸菌製劑，如表飛鳴等等，坊間的產品很多，只要選擇具有活性者即可。據專家的研究顯示，即使乳酸菌已不具活性，一樣具有促進排便之效，只是效果稍差而已。

多食用天然調味料

自然醫食療法認為，天然調味料也有促進腸造血、保持身體健康之效。所謂天然，是指完全不用食品添加物、以傳統方法製成者，這裡特別推介最常用的味噌(豆醬)、醬油、鹽、食用油、醋與黑砂糖等等，天然的番茄醬也可以使用。

1. 醬油：

真正的醬油是以小麥、大豆、鹽及麴菌，按照古法釀造而成；由於經過自然發酵，其中含有微生物與天然酵素，因此滋味香醇，即使加在白飯中也十分可口，不用配其他菜都能吃兩碗。純釀造醬油屬於上品調味料，可多加選用。

2. 味噌：

先蒸熟大豆，再加入粗鹽、麴菌米或麥，使之發酵而成；其製法與醬油類似，所不同的是醬油必須經過壓搾，而味噌可以直接食用。

味噌以粗蛋白的調味品，含有各種營養成分，譬如味噌所含有的亞麻仁油酸與卵磷脂等，能預防動脈硬化、高血壓、心臟病等；味噌裡特有的酵母，能增加腸內有益菌生長；其所含的酵素則能迅速消除菸中的尼古丁與酒中的酒精成分，避免宿醉；味噌酵母中的甲硫氨酸(methionine)還能提高肝臟功能。

日本是世界上研究與使用味噌最透徹的國家，他們甚至認為味噌母還有吸收放射能作用，並將有害物質盡快排出體外。姑不論是否屬實，味噌對人體大有好處則無庸置疑。事實上，除了作為單純的調味料之外，還可以加入芝麻、磨成芝麻味噌，或者放入細蔥、蒜等，既增加口味的多樣性，又可多方應用、一舉數得。

3. 自然鹽：

鹽可分為自然鹽與精製鹽兩種。自然鹽就是由粗鹽製造而成，含有多種礦物質與微量元素；而精製鹽則經過特別加工，除去雜質之後，其主要成分只剩下氯化鈉而已；有些則在其中添加碘以防治甲狀腺腫大。

雖然很多人都說鹽分的攝取量不宜太多，否則容易誘發高血壓，或者使高血壓症狀更嚴重。事實上，鹽份不可能吃到變成高血壓，不過身體虛弱、抵抗力差、有水腫、慢性病及癌症患者，除了盡量使用自然鹽之外，量也不宜過多。

4. 自然油：

指的是真正的植物油，亦即直接擠壓植物的種子或果實（例如菜子、大豆等），經過製造之後所獲得的絞出油，含有不飽和脂肪酸，但富含多量的亞麻仁油酸，有增強肝臟機能、預防癌症的作用。

然而現在此種自然油已經很少見了，多數的食用油均利用化學方法製造，或者加氫、半加氫精製而成，其中可能含有反式脂肪酸，選擇時要特別留意。

5. 醋：

真正的醋是以水果為原料，經過發酵而成，或者利用米而製成米醋。醋含有有機酸等成分，能去除人體新陳代謝後所產生的乳酸，因而消除肌肉疲勞，使酸性血液變成弱鹹性；喜歡吃肉的人在調味料中加點醋，有助於促進消化與通便，並將體內廢物帶出體外，因而改善酸性體質。不過，並非每一個人在任何時間都可以吃醋，例如陰性體質、容易發冷的人，經常吃醋可能增強陰性特質，更可能怕冷，因此少吃為妙。

6. 黑糖：

其實自然醫食療法並不主張使用甜味料，因為甜食容易使細胞結構顯得鬆散，凝聚力不佳，因而削弱身體的抵抗力。但我們因為從小就吃甜，味覺已經被甜味迷惑了，所以完全淡而無味有的時候很難入口，此時建議選用含有適量礦物質與酵素的黑糖；或者以蜂蜜代替。不過市面販售的蜂蜜大多加了麥芽糖或蔗糖漿，都已經不是純蜂蜜了。雖然加了麥芽糖的蜂蜜不會為害人體健康，但效用不如純蜜，常吃仍易發胖。

雖然說適度使用天然調味料有助於腸造血，不過仍不能過量，所謂自然醫食就是盡量吃原味食物，所以最好逐漸減少調味料的使用量，直到能適應原味為止。

礦物質與微量元素不可忽略

顧名思義，「礦物質」是指存在於土壤及海中的自然之物，因此人體無法自行合成或產生，必須從體外補充，譬如常吃蔬菜與魚貝類等，必要時還可經由醫師處方服用化學製劑。據科學家研究，有助於人體生理機能運行順利的必要礦物質約有二十餘種，其中最重要者為鈣、磷、鐵與碘等。

目前已知，缺鈣可能導致骨質疏鬆症，骨骼與牙齒容易損壞；缺鐵可能影響造血機能，出現貧血症狀；缺碘則引起甲狀腺腫大等等。總而言之，體內若嚴重缺乏礦物質，可能影響蛋白質的合成能力，削弱消化與物質代謝機能，解毒能力降低，以致毒素無法順利排除，因而影響腸道造血機能，身體日漸衰弱；要是嚴重缺乏還可能引發嚴重疾病。

不過大家也不用太擔心，許多食物中都含有礦物質，只要飲食多樣化、不偏食，盡量保持營養均衡，原則上不用太擔心嚴重缺乏。除了礦物質之外，微量元素也很重要。但所謂微量元素，就是人體的需要量很小，但會大大影響腸道的造血功能；這方面一樣可從飲食多樣化中補足。

好水最有利於腸道造血

我們常說「水是百之王」、「多喝水、多排尿，健康沒煩惱」，台灣俗諺則以「洗澡洗肉體，喝水洗腹內」一句話，淺白而直接地道盡喝水對腸道健康的重要性。

我們都知道水最佳溶劑，任何東西髒了、堵塞了，包括水溝、下水道不通發臭，也只要下一陣雨，或用水沖一沖就可以改善；人體也一樣。過去新聞中就常看到女性演藝人員因為怕上廁所、不敢喝水，結果因為憋尿、細菌上行性感染而出現急性尿道炎的報導。我們的腸道也一樣，如果水分攝取不足，以致便秘、出現宿便，毒素長時間累積在體內，最後健康一定會出問題。所以說一定要常喝水，千萬不可因為怕上廁所而不喝或憋尿。

至於喝多少最合適的問題，多年以來一直有不同意見，比較折衷的看法是：一天的水分補充量不少千西西，其中早上起床後最好空腹先喝二百至五百西西，最有「清腸胃」的效果。尤其是喝冷開水（不是冰開水）之後，很快就會有便意，對於長時間受便秘之苦的人來說，此法應該可以解除痛苦。

值得注意的是，所謂一天二千西西包括菜湯及飲料在內，但最好不要喝添加了很多香料和糖精的飲料，否則不但達不到清腸胃的功效，反而「引狼入室」，增加肝腎的解毒負擔。

那麼該喝什麼水最好呢？雖然自來水事業處說台北市的水質已經達生飲標準，還是有人氯味太重而不敢輕易嘗試，坊間的飲水機價格也不低，我們到底該如何選擇呢？

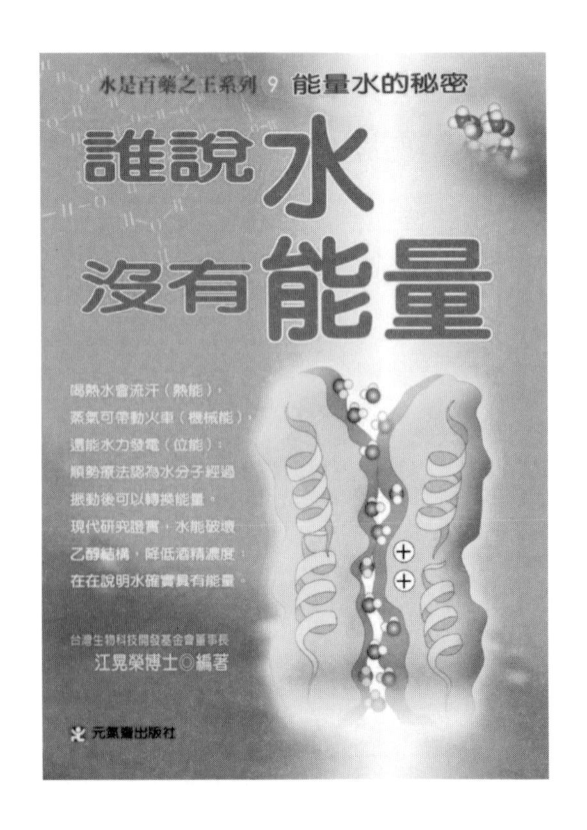

可分為衛生水與保健水兩大類

通常將飲用水大致分成「衛生水」及「保健水」兩類。顧名思義，衛生水就是符合法令規範的「衛生」標準，也就是水中所有的化學殘留物和生菌數都在標準值以下，喝了之後不會產生身體不適的水。其缺點是有一股消毒水味道，那是因為基於成本和效用考量，世界各國的自來水幾乎都以「氯」來消毒，餘氯會殘留在水中，影響嗅覺和口感。但這些殘餘量通常不致對人體造成立即性的傷害，也不會中毒，因為肝臟就是一個效果卓越的解毒器，所以不用擔心喝太多「衛生水」中毒。而保健水則是經過種種處理之後，可能比較符合「保健」要求的飲用水，最常見的就是「燒開水」，而且要掀開蓋子滾三分種。

在早年自來水尚不普遍的時代，燒開水是每天例行且相當重要的家事之一，時至今日，雖然自來水普及了，但因為有三鹵甲烷致癌問題，因此有人倡言「將蓋子打開煮沸三分鐘，讓餘氯與會致癌的三鹵甲烷揮發掉」比較安全，所以現在還是有很多人天天燒開水。

然而水經過煮沸處理後就是安全衛生的保證嗎？以前當婆婆的常會向街坊鄰居炫燿：「我們家媳婦很孝順，一壺水都煮到剩下半壺才讓我喝」，言下之意對於「徹底殺菌」十分得意。事實上，不管是地下水或自來水，由於環境與水質污染之故，水中不只含有生菌而已，還有泥沙、鐵銹、重金屬、石灰質，這些都不是煮沸可以解決的，煮得愈久也不一定愈乾淨、衛生。

自己煮過飯吃的人都知道，如果湯沒有喝完，每加熱一次都會變得比較鹹；吃火鍋時也一樣，明明未加鹽巴，怎麼鍋底的湯變鹹了？那是因為水在經過煮沸後，水蒸氣蒸發而水中的鹽份不變，所以濃度愈高，湯就愈鹹了。水中的污染物也一樣，煮得越久，污染物的濃度也相對地變高。瞭解了這個道理之後，就知道燒開水掀鍋蓋多煮三分鐘的意義其實不大。因為多數主張「開水多滾三分鐘，讓三鹵甲烷盡量揮發」的人，都會強調「盡量」兩個字；但在物理學上，「盡量」不代表完全揮發乾淨，頂多只是降低毒性而已。

所以沒有絕對必要「燒開水滾三分鐘」，也不要怪自來水廠，因為如果不用氯消毒，可能有一半以上的人類會死於傳染病，所以氯對我們還是有貢獻。那該怎麼辦才好呢？建議您：在打開水龍頭的前一秒鐘，就利用「瞬間除氯」材料，讓氯「出師未捷先消失」，才是兼顧消毒和健康的妙方。

選擇好水的幾個小撇步

依我的看法，所謂「好水」就是具有能量的水；但由於能量一詞已經被濫用，而且要找到真正的能量水也不容易，因此不妨將好水所應具備的條件定意如下：

1. 所用的飲水器是否具備吸附、過濾和改變水質等三大功能。

現在雖然多數家庭都裝了自來水，但仍無法完全避免天然或人為污染，所以裝淨水器的第一要件就是評估有無這些功能，再依濾材的等級來打分數。至於習慣喝礦泉水的人，也不要以為喝起來口感順、沒有異味就是好水，其中還是可能受到微細藻類、大腸桿菌、重金屬等污染，這些都只有儀器才能檢測出來，所以必要時還是得將水樣送衛生單位檢驗才能真正喝得安心。

2. 注意水分子團的大小。

惟有小分子水才能輕鬆地進出細胞，完成其在生物體內的應有功能，例如：調節體溫、新陳代謝、排泄、同化、潤滑關節、輸送養份等。一般而言，水若沸騰到攝氏一百度以上，所產生的水蒸氣就是典型的小分子水；但因為此時溫度太高，根本無法飲用。至於市面上各種號稱可以把水分子變小的技術，因為世界上根本還沒有發明檢測分子團的儀器，所以無法判定真偽。

最簡單的檢測法是：依照平日的飲水習慣，如果喝了某種水之後，三天內小便的次數增加，而且尿液變得又黃又臭，那麼八九不離十，應該就是小分子水了。

3. 留意水的酸鹼值。

酸鹼值就是也就是俗稱 pH 值。現代人因為飲食中充斥著太多的酸性物質，加上生活壓力，已經很少看到體質呈正常的「弱鹼性」者。所以每天所喝的水最好呈弱鹼性，也就是說 pH 值最好在 7 至 8.5 之間，才有助於達到酸鹼平衡，有益健康。如果不確定自己天天喝的是酸水或鹼水，可到化工材料行購買試劑檢測以求心安。

4. 自我測試水的活潑度。

水質的活潑度關係到水進入人體後，能否讓每個細胞都變得生龍活虎、健健康康；坊間宣稱是活性水或能量水的產品琳琅滿目，建議您不要輕易相信廣告文宣，花點時間做實驗才有機會找到身體需要的好水。測試的方法很簡單：在小酒杯內倒入五西西的黑醋，再浸入水中十秒鐘，注意水面不可超過杯口。之後試喝黑醋，如果黑醋變得比較不酸，且口感回甘，那就是水具有活性。因為有活性與能量的水只要在極短時間內就可發揮效能。

5. 從水溫判斷。

最後談到飲水溫度，很多人習慣在運動過後喝一大杯冰開水，享受「透心涼」的暢快，事實上這是最不利健康的。試想我們的體溫是攝氏三十七度，如果把五度西左右的冰水加熱至三十七度，無論是用瓦斯爐或開飲機，都要耗費很多能源、一段時間之後才能達到目的；同理可證冰冷的液體喝進肚子後，也要消耗體內的能量加熱來調節才能避免傷身，而能量代表生命力，難怪專家都認為「冰冷之物傷害健康，為養生大忌」。從保健角度來評估，溫水才是養生的好水。

人體內水分就占了大約百分之七十，幾乎可以說「全身各器官都是水做的」，所以「喝什麼水就有什麼樣的體質」，怎麼喝水最健康？該喝什麼水最有效？這些問題不能不多加注意。以上簡易方式希望有助於讀者喝到好水保健康。

四、回歸自然健康飲食法

飲食不只是為了飽食。食物被消化之後，會殘留灰燼(ash)，可能會影響人體的酸鹼度，而人體酸鹼度則會影響健康。只要採取正確的飲食方式，人人都能越吃越健康。

回歸自然生活健康事項

捨棄三白	白米、白糖、白麵粉。
拒絕食用四高一低	高蛋白、高油脂、高糖、高鹽、低纖維、人造加工食品、速食、罐頭、垃圾食物。
健康的殺手	吃消夜。
健康的忌諱	飯後吃水果、甜點、冰品。
飲食三毒	肉、蛋、乳製品包括牛奶、蛋糕、麵包。
杜絕家庭輻射來源	每日看電視三個小時，十年至二十四年會因輻射而得癌症，孕婦及兒童看電視不宜超過三十分鐘，否則傷害更大。
家庭不宜	喝酒不宜過量，勿吸煙，尤其在冷氣房中。
倡導正確的飲食	四低一高，低蛋白、低油脂、低糖、低鹽、高纖，多吃蔬、果、穀、芽，多喝好水。

水果的正確食用法：

1. 飯前一小時或飯後三小時食用。
2. 食用單一水果。
3. 選擇時令、季節性、旺產期的水果最佳。
4. 瓜類、果類分開食用。
5. 酸、甜水果不要混在一起吃。

油脂的認識：

1. 動物性脂肪
（飽和性脂肪不適合人體，宜少吃。）
2. 植物性脂肪
（不飽和性脂肪不宜高溫處理，即不宜煎、炸、炒、烤）
3. 飽和性脂肪和不飽和性脂肪，人體使用比例為一比三
（植物性的有棕櫚油和椰子油）
4. 酪梨含有飽和性脂肪20%及不飽和性脂肪60%
（很適合人體，可多多食用。）

回歸自然健康飲食法適合經常食用的食物

★全穀類

至少每餐百分之五十的份量應該是煮熟、有機種植的全穀類。全穀類包括糙米、薏仁、小米、燕麥、玉米、裸麥、小麥、蕎麥等等。煮熟的穀類較容易消化，要比麵粉類來得理想。麵粉類的攝取量，佔穀類攝取量百分之十五至百分之二十為宜。

高纖維的全穀類，幾乎能夠預防所有的癌症。在生病期間，最好避免或限制餅乾、鬆餅等烘焙麵粉食品的攝取，不妨選擇未加酵母的全麥麵包，每週食用數次全麥烏龍麵（兩年內曾接受手術者最好避免食用蕎麥、蕎麥麵條）。身體情況好轉之前，最好避免食用加工穀類及其製品。

你可以選擇糙米為主食，亦可加進小米、薏仁、紅豆等豆類。其中，糙米佔百分之八十至百分之八十五，其他穀類及豆類則佔百分之十五至百分之二十。每週亦可食用數次新鮮玉米。不過，記得不要加進奶油。

★湯類

AB 每日飲食中，湯類的份量應佔百分之五左右，大約為一至二小碗，湯的材料十分廣泛，蔬菜、海藻、豆類、穀類、麵條、豆腐、白肉魚類等皆很適宜，只要加進適量的味噌、天然醬油、海鹽、漬梅醋、薑片，即可使湯變得更美味。

每天喝一碗以蔬菜、海藻煮的味噌湯是相當不錯的。煮味噌湯時，最好選擇薏仁味噌，其次是黃豆味噌。烹煮其他湯類時，記得海鹽或天然醬油加進一點點即可。有益健康的湯類還包括：豆類蔬菜湯、南瓜蔬菜湯、穀類蔬菜湯。

★豆類

豆類及其製品，如豆腐、納豆等，約佔每日飲食百分之五至百分之十的份量。烹飪豆類及其製品時，可以加入少量海鹽、味噌等調味料，或和昆布一起煮比較容易消化。最適合常吃的是紅豆、扁豆。海藻類 AB 每天食用海藻類，可以獲取身體所需要的礦物質。海苔是鐵質的最佳來源之一，適合每天或經常食用，海藻類具有抑制腫瘤的作用。海藻類還具有抗放射線的功能。

★蔬菜

蔬菜應該佔百分之二十五至百分之三十，大自然所提供的新鮮蔬菜種類相當多，可以和穀類、豆類、海藻一起烹煮，亦可煮湯。蔬菜可以單獨食用，搭配作壽司，和麵條一起食用，或是煮魚。最常見的烹調方式包括川燙、蒸、油炒或醃製。烹飪蔬菜時，不妨以味噌、天然醬油、海鹽、糙米醋來調味。每天準備二至五道蔬菜，以確保種類足夠。高麗菜、甘藍、花椰菜、蕪菁等十字花科蔬菜，被證實具有抑制癌症的功能。β 胡蘿蔔素也被證實具有抑制癌症的效果。應多攝取富含 β 胡蘿蔔素的食物（胡蘿蔔、甘藍、高麗菜等）。準備蔬菜汁時，先將等量的胡蘿蔔、南瓜（選擇果肉呈橘色者）、洋蔥、高麗菜（顏色稍綠者）切成細塊。將切好的蔬菜放入鍋中，加進四倍的水，加蓋並煮滾。然後以小火燜煮十五至二十分鐘，再將鍋中的蔬菜汁過濾至大玻璃瓶。剩下的蔬菜渣可以另外煮湯、燉菜。身體虛弱或消化不良時，可能得暫時避免食用生菜沙拉或部分蔬菜，此時應該食用川燙或蒸軟的蔬菜。

適合偶爾食用的食物：

★白肉魚類

每週一至三天攝取百分之五至百分之十的新鮮白肉魚類。過量食用脂肪、蛋白質（動物性）是導致癌症的主要元兇。因此，患者最好限制每週只食用低脂白肉魚類一回，直到健康恢復為止。魚的配料可以使用一至二湯匙的生蘿蔔泥。煮湯或蒸魚要比燒烤的煮法來得理想。應該避免油炸的方式。

★水果

水果以每週食用二至四回為宜。應該選擇當地種植的水果。身體不適的人，則必須將單糖類（包括水果所含的單糖類）的攝取量減至最低。

★點心

適合經常食用的天然點心包括：剩飯菜、飯糰、麻糬、米糕、麵條、種子、爆米花（自製，不加奶油）、壽司（自製，不加糖、調味料）、包穀類、蒸麵包。爆米花、米糕等點心，具有乾燥或收縮作用，適量食用即止。其他點心則可以放心食用。不過，應避免睡前二至三小時進食。

★調味料

可以每天或偶爾使用佐料。需要甜味時，可以使用米糖漿、薏仁麥芽糖、甜酒釀。煮熟蔬菜所含的天然甜味可以每天食用，像是高麗菜、南瓜、胡蘿蔔、南瓜類、洋蔥、甜味蔬菜飲料或果醬、防風草根。醣類的最佳來源指的是全穀類、豆類、蔬菜、海藻類等所含的多醣類。你也可以飲用蔬菜汁，滿足對甜食的渴望。偶爾亦可使用穀類糖漿或蘋果汁；添加酸味時可選用糙米醋、漬梅醋。芝麻鹽和烤海藻粉可以適量撒在菜餚上。至於含有海鹽的佐料，最好適可而止。至於咖哩、辣味胡椒粉等具刺激性的調味料，最好避免之。

★種子、堅果類

稍微烤過的種子，如南瓜子、芝麻、葵花子、花生、核桃和胡桃等，可以當作零嘴或者搭配烹調偶爾食用。除了西洋栗之外，堅果類的脂肪量都很高，因此最好少量或避免食用，直至健康恢復為止。食用葵花子，最好在夏季，或健康完全恢復之後。

★醃菜

每天食用一湯匙天然加工、無香料的醃菜。

★點心

適合經常食用的天然點心包括：剩飯菜、飯糰、麻糬、米糕、麵條、種子、爆米花（自製，不加奶油）、壽司（自製，不加糖、調味料）、包穀類、蒸麵包。爆米花、米糕等點心，具有乾燥或收縮作用，適量食用即止。其他點心則可以放心食用。不過，應避免睡前二至三小時進食。

★飲料

可按照個別需求以及天氣狀況，選用各種飲料。建議使用麥茶、糙米茶、薏仁茶、蒲公英茶、穀類茶，但應避免飲用冰水。

應避免（或減少）攝取的食物：

★ 肉類、動物脂肪、蛋類、家禽類、乳製品（包括奶油、酸酪乳、冰淇淋、牛奶、乳酪等）、砂糖、巧克力、糖蜜、蜂蜜、其他單醣類、添加單醣類的水果、香草等。

★ 熱帶水果和果汁、汽水、添加人工調味的飲料、咖啡、薄酒茶、刺激性茶類。

其他建議：

★油脂類應該選用蔬菜油。

★應使用天然加工的海鹽。

建議使用：

◎芝麻鹽（八至十二份烤芝麻加一份海鹽）

◎醃汁（米糠、味噌、天然醬油、海鹽等製成）、德國泡菜

◎海藻粉末（海草、昆布、裙帶菜等海藻製成）

◎ Tekka(用黑芝麻油炒的根類蔬菜，並以醬油或味噌調味）

◎天然醬油（適量使用即可）

◎漬梅醋

★ 可以每天定時進食二至三餐，必須留意正確比例和充分咀嚼；避免睡前兩小時吃東西。

★ 正確的烹調對健康很重要。

考量個別差異：

大致說來，每日理想的飲食，應包括百分之五十至百分之六十全穀類、百分之五（一至兩碗的湯）最好使用天然製成的味噌、醬油等調味、百分之二十五至百分之三十的蔬菜，百分之五至百分之十的豆類和海藻類。

其他還包括：當地生產的水果、白肉魚類、各種天然調味料。種子、堅果類以及天然飲料等等。

生活習慣的改變：

☆ 每天保持愉快的心情，不去想健康的問題；保持身體和精神的活動力。

☆ 以感恩的心對待周遭的人事物；尤其在進餐前後，應該表示感激之意。

☆ 充分咀嚼食物，每口至少咀嚼五十次，直到食物成為液狀為止。

☆ 避免皮膚直接與合成或羊毛衣接觸。盡可能穿棉質的衣服，尤其是內衣褲。避免手指、手腕或頸部配戴鐵製飾品。飾品應簡單優雅。

☆ 每天早晨（或晚上）以溫熱毛巾擦拭全身，促進血液循環。至少擦拭手指、腳趾、腳等部位。

主動和父母、子女、兄弟姊妹、師長及友人聯絡，維持良好的人際關係。

☆ 除非食用大量的動物性食物、鹽分，否則應避免長時間洗熱水澡或淋浴。

☆ 若體力允許，每天不妨在沙灘上、草地或地上來回走半小時；著簡單衣物。屋內各個角落，盡可能保持井然有序。

☆ 避免使用添加人工香料的化粧品。刷牙可選用天然配方的牙膏或海鹽。

☆ 除了步行半小時外，可以藉拖地、洗衣服、除草種花來活動筋骨，或是瑜 伽、武術、舞蹈、太極拳、氣功等運動。

☆ 廚房避免使用微波爐等電器，改為瓦斯或爐子。

☆ 減少使用電視和電腦螢幕。

☆ 在家中放置大盆綠色植物，使家中的氧氣充足。

☆ 每天唱一首快樂的歌，讓呼吸順暢，精神飽滿。

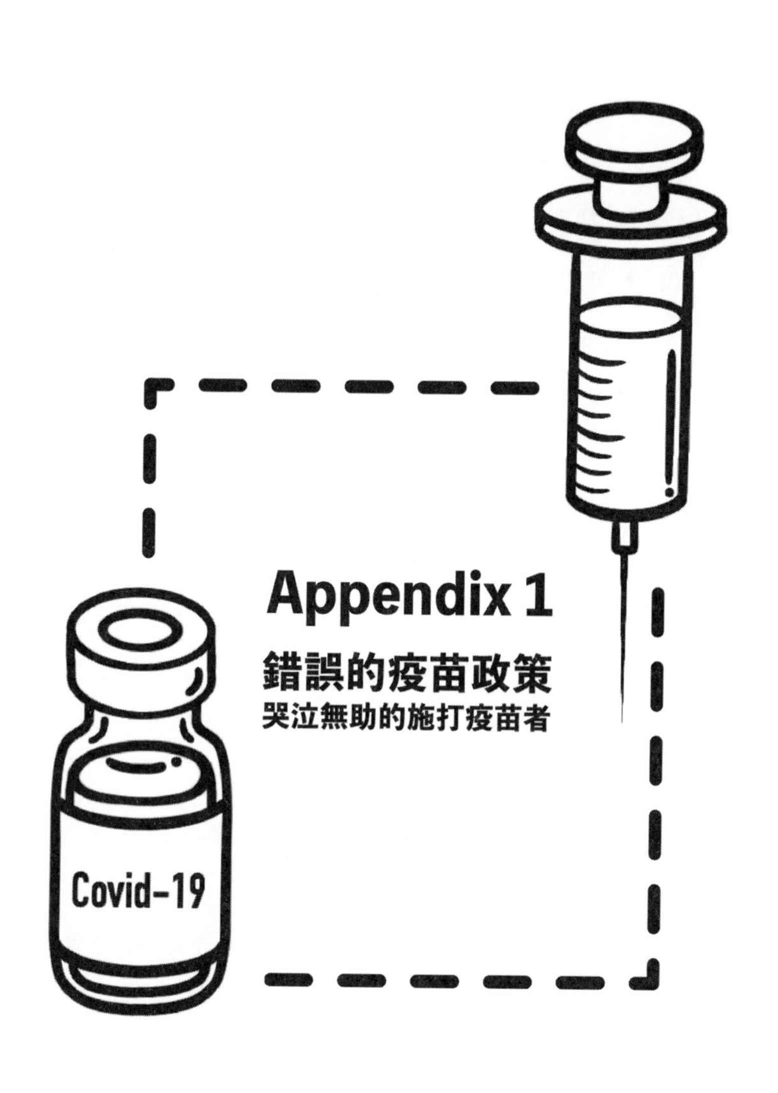

Appendix 1

錯誤的疫苗政策

哭泣無助的施打疫苗者

錯誤的疫苗政策—世紀大騙局：

新冠肺炎爆發時，全世界大部分國家都沿用美國防疫政策，也就是打疫苗，但結果呢？在全球（累計）約1.3億新冠狀病毒感染病例中，約四分之一是美國人，在全球約300萬死亡總病例中，約五分之一。美國已經失去生命，美國被新型冠狀病毒摧毀了，證明這是錯誤的疫苗政策，也是世紀大騙局。

2020年3月，當時美國川普總統援引《國防生產法》，敦促私營企業採購疫苗，輝瑞、德國、Moderna等公司的疫苗研發速度很快。2020年12月，兩款疫苗獲得緊急使用特別授權，開始使用。拜登政府提前接種疫苗，59天就實現了承諾的「100天2億接種計劃」。

按照這個速度，2022年5月底之前完成對成年人（希望這樣做的人）的疫苗接種，到6月底能夠獲得所謂的「群體免疫」（根據定義，大約70%到90%或更多的人口完成接種疫苗），兒童（12至16歲）在秋季接種疫苗。

當「集體免疫」的水平如期達到，美國就會拉動經濟復甦，而且通過開始向國外提供疫苗。

推動疫苗政策的元凶美國白宮首席防疫專家佛奇（Anthony Fauci）已打過 4 劑疫苗仍確診新冠肺炎，疫苗根本無效。

佛奇認為輝瑞和莫德納的新冠病毒疫苗在追加接種後，隨著時間的推移，有效性可能會逐漸下降，依美國 CDC（疾病控制與預防中心）公佈的加強疫苗接種佛奇認為效果分析中，完成 3 次疫苗接種的人預防住院的效果是 Omicron 毒株成為主流的時候，而且是接種後 2 天，一個月內是 91%，4 個月以上就降到 78% 了。

佛奇認為有效性雖然有所下降，但可以說預防住院的效果還是比較高的。追加疫苗極為重要。關於第 4 次疫苗，我們將不時監控數據並確定是否有必要提出建議。

2020 年底美國軍方曾對疫苗傷亡進行了幾項研究，其中一些研究仍在進行中。450 名孕婦（軍人和家屬）在接受新冠疫苗注射後的 14 天內自然流產，在這 450 人中，63 人很快患上無法治癒的神經病，41 人患上心肌炎，23 人部分癱瘓，4 人四肢癱瘓，8 人死於心臟病。總之，失去孩子的人中，有 30% 也死了，或者遭遇了生不如死的下場。

另根據疾病預防控制中心的數據，一周有 1292 軍人人死於新冠病毒，然而，一項軍事調查顯示，1292 人中有 850 人在接受第一次或第二次加強注射後 10 天內死亡，總共已有 105 萬美國人死於新冠肺炎軍方將 90.3% 的死亡歸因於疫苗，而非疾病。

美國疾控中心機密報告
自COVID疫苗大規模接種以來
至少110萬美國人突然死亡
《自然新聞》12月2日報導，美國疾病控制與預防中心
已經悄悄證實，自從Covid疫苗大規模推廣以來，
至少有110萬美國人"突然死亡"。
自美國食品和藥物管理局（FDA）授予疫苗緊急使用授權（EUA）以來，已有超過 600 萬美國人死亡。其中，根據 2015 年至 2019 年的五年平均值，有 1,106,079 人死亡被認為是“超額死亡”。
其他政府數據證實，每10萬人中的死亡率在"完全接種疫苗"的人群中是最高的，這表明注射疫苗是所有這些超額死亡率的原因。
疾病預防控制中心，一直在從疫苗不良事件報告系統【VAERS】中刪除Covid疫苗傷害和死亡報告。
我們要感謝經濟合作與發展組織（OEC）提供的所有這些數據，它正在做 CDC 和 FDA 拒絕做的工作，為公眾謀福更了解施打數據。
OEC 是一個擁有 38 個成員國的政府間組織，成立於 1961 年，旨在"刺激經濟進步和世界貿易"。該組織做的部分工作是編譯數據，並以易於理解的格式進行推斷。
人們真正開始死亡是在
疫苗接種之後，而不是之前！
Natural News

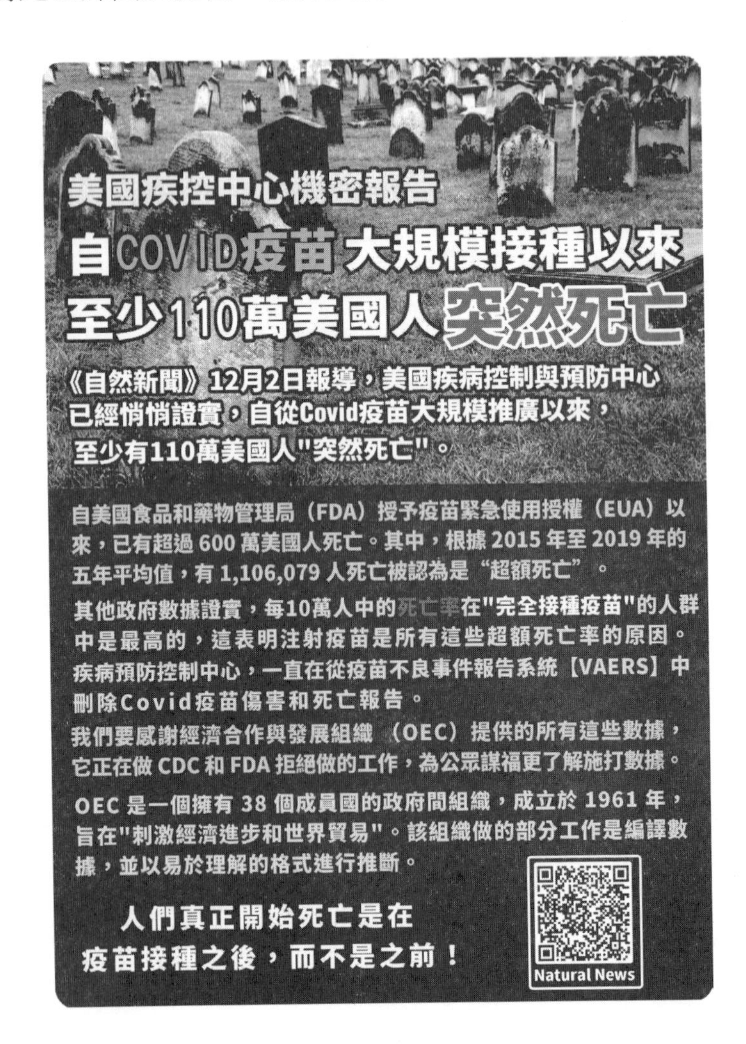

2022 年 5 月 13 日由 GetNews 發布：17000 名醫生和科學家宣布必須解除醫療緊急狀態停打疫苗並恢復科學誠信：我們全世界的醫生和醫學科學家，通過對希波克拉底誓言的忠誠團結起來，認識到強加給醫生和我們的患者的災難性新冠肺炎公共衛生政策是製藥、保險和醫療的腐敗醫療聯盟的結果。醫療保健機構，以及控制它們的金融信託已經滲透到醫療系統的各個層面，並受到大型科技、媒體、學術界和政府機構平行聯盟的保護和支持，這些機構從這場精心策劃的災難性新冠肺炎災難中獲利。

這種腐敗的聯盟損害了我們所屬的最負盛名的醫學協會的完整性，透過用宣傳代替真相來產生科學共識的幻覺。該聯盟繼續利用審查數據、恐嚇和解僱醫生和科學家來推第不科學的主張，因為他們只是公佈了實際的臨床結果或用經過驗證的救命藥物治療他們的病人。這些災難性的決定是以無辜者為代價的，他們被迫遭受健康損害和死亡，原因是故意不進行關鍵和時間敏感的治療，或者由於強制基因治療注射，既不安全也無效。

醫學界剝奪了患者為實驗性新冠疫苗注射提供真正知情同意的基本人權。由於政府、公共衛生官員和媒體的廣泛審查和宣傳，我們的患者也無法獲得了解疫苗及其替代品的風險和益處的正確信息。患者繼續遭受強制隔離，這損害了他們的健康、職業和兒童教育，並破壞了對公民社會至關重要的社會和家庭紐帶。在題為「COVID-19：大重整 (COVID-19：The Great Reset)」的書中，該聯盟的領導層明確表示他們的意圖是利用新冠肺炎作為「機會」來重整我們整個全球社會、文化、政治結構和經濟。

我們 17000 名全球 COVID 峰會醫生和醫學科學家代表了一個更大、更開明的全球醫學界，他們拒絕妥協，團結一致，願意冒著被腐敗的醫療聯盟激怒的風險來捍衛患者的健康。全球 COVID 峰會旨在結束這場被非法強加給世界的精心策劃的危機，並正式宣布這個腐敗聯盟的行為無異於危害人類罪。我們必須恢復人們對醫學的信任，這始於醫生和醫學科學家之間自由和公開的對話。我們必須恢復醫療權利和患者自主權。包括神聖醫患關係的基本原則。社會對此的需求已經晚了數十年，因此，我們全世界的醫生不得不採取行動。

經過兩年的科學研究、數百萬患者的治療、數百項臨床試驗的實施和科學數據的共享，我們已經證明並記錄了我們在理解和對抗新冠病毒方面的成功。在考慮重大政策決定的風險與收益時，來自世界各地的 17000 名醫生和醫學科學家參加的全球 COVID 峰會已就以下基本原則達成共識：我們聲明並且依數據實新冠疫苗實驗性基因治療注射必須結束。我們宣布不應阻止醫生提供挽救生命的醫療服務，我們宣布促進腐敗和擴大流行病的國家緊急狀態應立即終止。我們宣布醫療隱私不應再次受到侵犯，並且所有旅行和社交限制都必須停止。我們聲明口罩不是也從來沒有在社區環境中有效預防空氣傳播的呼吸道病毒。我們聲明必須為疫苗接種造成的損害、死亡和痛苦建立資金和研究。我們聲明任何機會都不應該因不願意而被拒絕，包括教育、職業、兵役或醫療需要打針。

我們宣布，政府、科技和媒體公司
違反人權的行為和醫療審查應停止，並維護權利法案。

我們聲明，輝瑞、Moderna、BioNTech、楊森、阿斯利康及其支持者隱瞞並故意遺漏患者和醫生的安全性和有效性信息，應立即以欺詐罪起訴。

美國最著名的心臟病專家彼得· 麥卡洛 (Peter McCullough) 強調了大規模接種疫苗前後心肌炎發病率的急劇增加，接種 COVID 疫苗後，心肌炎病例從每百萬人 4 例增加到 25000 例。

我們宣布政府和醫療機構必須承擔責任。

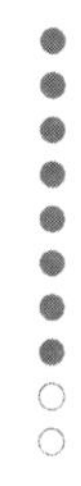

完整內容：

https://thehighwire.com/videos/live-worlds-leading-physicians-and-scientists-hold-global-covid-summit/

Media Contact
Company Name: Global COVID Summit
Contact Person: Press
Email: Send Email
Phone: 202-684-1103
Address:1455 Pennsylvania Ave， NW， Suite 400
City: Washington
State: DC 2004
Country: United States
Website: https://globalcovidsummit.org/news/declaration-iv-restore-scientific-integrity

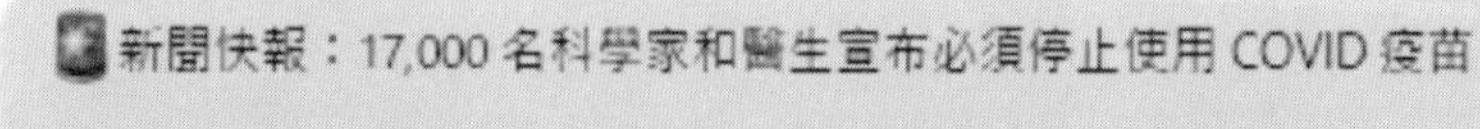
新聞快報：17,000 名科學家和醫生宣布必須停止使用 COVID 疫苗

https://www.bitchute.com/video/wxPvHln2xVY2/

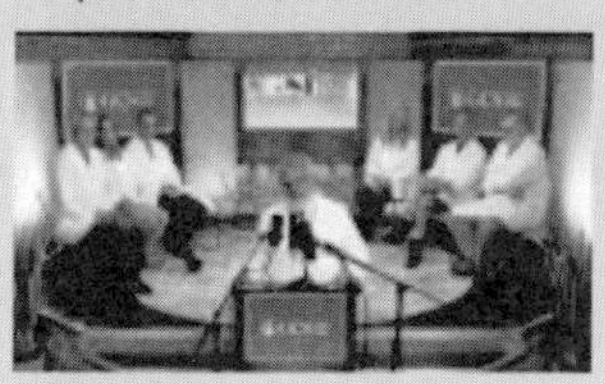

美國參議院圓桌會議認為疫苗政策一直是危害人類罪，而這種犯罪的根本是危害科學罪。

美國參議員羅恩· 約翰遜 (Sen Ron Johnson) 在聽證會上指出早在 2020 年春天就已經向他介紹了用於早期治療新冠肺炎的有前途的藥物，但政府機構建議不要使用這些藥物，並且創建一個名為 V-Safe 的系統來記錄大量疫苗安全數據樣本，然後向公眾隱藏這些數據。

圓桌會議總結英國國家統計局的數據，英國接種疫苗的人的死亡率比未接種疫苗的人高 26%，增加主要集中在年輕人身上，迄今為止，他們的死亡率增加了 49%。

由於疫苗政策錯誤，2022 年 11 月 26 日日本人已向東京地方檢察廳對官員提告：

指控目的：被告以下行為是殺人（刑法第 199 條）、殺人未遂（刑法第 203 條和第 199 條）、職業疏忽致死或受傷（刑法第 211 條）、濫用職權身為公務員（刑法第 193 條），故謹告被告人嚴懲。

控告書（11 頁）的詳細內容可以 PDF 格式查看。
https：//hanwakukikin.jp/pdf/sawaguchi/sawaguchi_genkoku1-040210.pdf

澤口裕二，原告 Kikuji Minamide 的律師，被告有：菅義偉，岸田文雄，加藤勝信，西村康俊，田村憲久，河野太郎，梶山弘志，野博一，山際大志郎，堀内詔子，萩生田光一

台灣的疫苗政策是錯誤的，
不該打壓伊維菌素讓民眾除了施打疫苗外另有選擇。

哭泣無助的施打疫苗受害者

接種疫苗後確診政府說這是突破性感染，接種疫苗後死亡政府說死者自己有疾病和疫苗無關，科學上很難舉證兩者有關，所以法律上是無法國家賠償的，有天理嗎？

之前指揮中心曾表示，打完三劑疫苗且染疫的人，會有約 3 個月的時間產生抗體，而且確診也不會被匡列，也就是暱稱的「無敵星星」。而現在不斷被事實證明，指揮中心之前傳達的是不實的謠言，也就是關於疫情與防疫觀念，指揮中心跟全社會大眾造謠，這下該怎麼罰指揮中心

隨著染疫人數增加，有愈來愈多的民眾在 3 個月內重複感染，染疫後的「無敵星星到底跑哪去」。根據疫情指揮中心統計，全台大約有 3 萬多名確診者是在 3 個月內再度染疫，其中更有 2% 的人是不到 1 個月又確診，但一個人感染新冠病毒的次數真的是沒有限制的嗎？

疫苗害人例子太多了，下列只是幾例：

(1.) 受害者張小姐由於是幼稚園老師，也必須施打疫苗，於 2021 年 7 月 7 日施打莫德納疫苗。張小姐本身過去有紅斑性狼瘡與風濕性關節炎，但 15 年未發作過，結果施打疫苗後病況重新復發，也因此住院，造成身體原有機能損害而得到肺炎，並導致呼吸衰竭、洗腎，半年前申請藥害救濟但仍在審查中。

(2.) 27 歲女打完疫苗一個半月頭髮掉光，2022 年 1 月 7 日施打莫德納疫苗後一週開始大量掉髮，「我還去看了精神科！」差不多一個半月曾小姐頭髮就掉光了，皮膚科醫師回應是營養不良，但也表示這樣的案例其實不少，並建議不要再打第 2 劑。3 月 24 日申請藥害救濟補償，衛生署要求過去 27 年所有就醫證明，以及疫苗黃卡、整個過程自訴表，但至今 8 個多月仍沒有結果。曾小姐強調，「我覺得非常不合理，這些都是打疫苗之後才發生的事，我以前頭髮很多很長，更不可能是營養不良的問題。我今天站出來是希望受害者不要再活在恐懼之中，也希望政府給一個交代，不只是賠錢問題，更多的是心靈受害。」

(3.) 受害者家屬透過影片指出，高齡96歲的母親身體非常硬朗，2021年6月15日施打AZ疫苗後發生血栓住院，導致腎、肺衰竭、敗血症送加護病房，雖醫院已提出救濟申請，但是母親已過世，超過一年都疫苗藥害都還沒有審議完成。

(4.) 40多歲，而且接種過5劑疫苗，2022年12月12日快篩陽性，16日就被發現在家中死亡，經過司法相驗，死因為死亡心肺衰竭、新冠肺炎病毒感染。

(5.) 打高端死亡受害者家屬：我只是1500多個破碎家庭其中之一45歲的死者是一名開業經絡理療師，平常身體健康、過去也沒有特殊家族史，因政府規定沒打疫苗不能營業，2021年8月25日施打高端疫苗，結果之後出現胃潰瘍及全身無力；10月5日發燒37.5度C送急診，檢查結果為血紅素過低、白血球過多。10月6日轉院判斷是血癌、急性白血症，10月7日上午在台大醫院離世。之後受害者家屬申請救濟也被以不符合標準駁回，我只是1500多個破碎家庭的其中之一，很多訊息都被打壓掩蓋，而且有問題的疫苗竟然還一直打下去，真的希望這樣的悲劇不要再重演了。

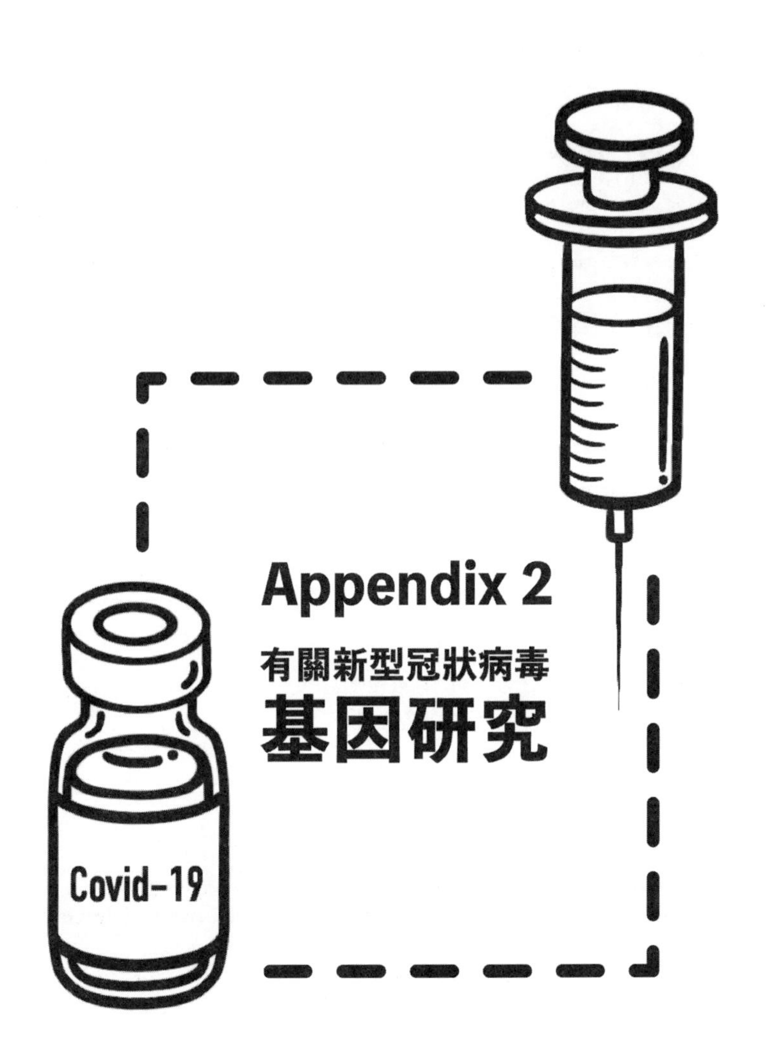

Appendix 2
有關新型冠狀病毒基因研究

2020 年 1 月 22 日，國家疾控中心主任、中國科學院院士高福表示，目前來看，新型冠狀病毒的來源是武漢一家海鮮市場非法銷售的野生動物。

此外，2020 年 1 月 21 日，中國科學院上海巴斯德研究所郝沛研究員、軍事醫學研究院國家應急防控藥物工程技術研究中心鐘武研究員和中科院分子植物卓越中心合成生物學重點實驗室李軒研究員合作，在 SCIENCE CHINA Life Sciences（《中國科學：生命科學》英文版），線上發表了題為：Evolution of the novel coronavirus from the ongoing Wuhan outbreak and modeling of its spike protein for risk of human transmission 的論文。

SCIENCE CHINA
Life Sciences

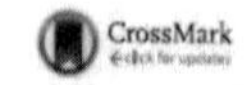

•LETTER TO THE EDITOR•

https://doi.org/10.1007/s11427-020-1637-5

Evolution of the novel coronavirus from the ongoing Wuhan outbreak and modeling of its spike protein for risk of human transmission

Xintian Xu[1†], Ping Chen[2,5†], Jingfang Wang[3†], Jiannan Feng[4], Hui Zhou[2], Xuan Li[2*], Wu Zhong[4*] & Pei Hao[1,5*]

[1]*Key Laboratory of Molecular Virology and Immunology, Institut Pasteur of Shanghai, Center for Biosafety Mega-Science, Chinese Academy of Sciences, Shanghai 200031, China;*
[2]*Key Laboratory of Synthetic Biology, CAS Center for Excellence in Molecular Plant Sciences, Chinese Academy of Sciences, Shanghai 200032, China;*
[3]*Key Laboratory of Systems Biomedicine, Ministry of Education, Shanghai Center for Systems Biomedicine, Shanghai Jiao Tong University, Shanghai 200240, China;*
[4]*National Engineering Research Center for the Emergence Drugs, Beijing Institute of Pharmacology and Toxicology, Beijing 100850, China;*
[5]*The Joint Program in Infection and Immunity: a. Guangzhou Women and Children's Medical Center, Guangzhou Medical University, Guangzhou 510623, China; b. Institute Pasteur of Shanghai, Chinese Academy of Sciences, Shanghai 200031, China*

Received January 16, 2020; accepted January 20, 2020; published online January 21, 2020

該研究發現武漢新型冠狀病毒屬於 Beta 冠狀病毒屬（Betacoronavirus）。Betacoronavirus 是蛋白包裹的單鏈正鏈 RNA 病毒，寄生和感染高等動物（包括人）。在進化樹的位置上，與 SARS（導致 2002 年「非典」）病毒和類 SARS（SARS-like）病毒的類群相鄰，但並不屬於 SARS 和類 SARS 病毒類群。有意思的是它們進化上共同的外類群是一個寄生於果蝠的 HKU9-1 冠狀病毒。

所以武漢冠狀病毒和 SARS/ 類 SARS 冠狀病毒的共同祖先是和 HKU9-1 類似的病毒。由於武漢冠狀病毒的進化鄰居和外類群都在各類蝙蝠中有發現，推測武漢冠狀病毒的自然宿主也可能是蝙蝠。如同導致 2002 年「非典」的 SARS 冠狀病毒一樣，武漢冠狀病毒在從蝙蝠到人的傳染過程中很可能存在未知的中間宿主媒介。

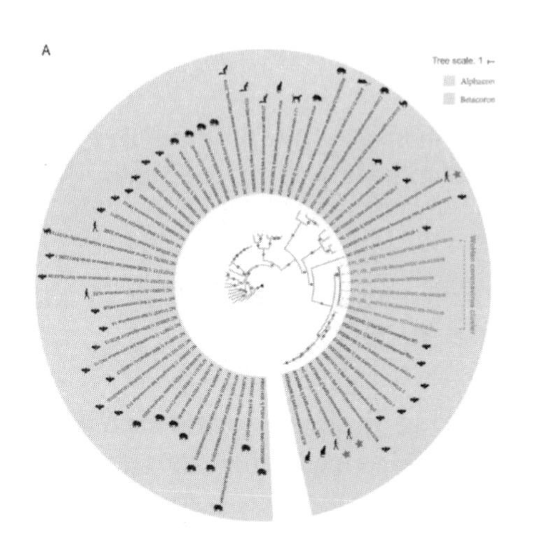

然而，1 月 22 日，Journal of Medical Virology 雜誌上發表了來自北京大學、廣西中醫藥大學、寧波大學、武漢生物工程學院等單位聯合完成的題為：Homologous recombination within the spike glycoprotein of the newly identified coronavirus may boost cross-species transmission from snake to human 的研究論文。

論文作者資訊如下：

Wei Ji,Wei Wang,Xiaofang Zhao,Junjie Zai,Xingguang Li

1. Department of Microbiology, Peking University Health Science Center School of Basic Medical Sciences, Beijing,China
jiwei_yunlong@126.com

2.Department of Spleen and Stomach Diseases,The First affiliated Hospital of Guangxi university of Chinese Medicine,Nanning 530023, China.

3.Department of Science and Technology, Ruikang Hospital Affiliated to Guangxi University of Chinese Medicine,Nanning 530011,China

4.Immunology innovation team, School of Medicine,Ningbo University,Ningbo 315211,China.

5. Hubei Engineering Research Center of Viral Vector, Wuhan University of Bioengineering,Wuhan 430415,China.

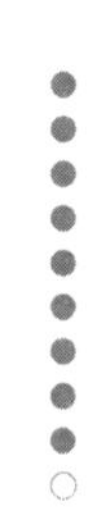

冠狀病毒可以感染哺乳動物，鳥類和爬行動物，包括人、豬、牛、馬、駱駝、貓、狗、齧齒動物、鳥類、蝙蝠、兔子、雪貂、貂、蛇和各種野生生物。

嚴重急性呼吸系統綜合症冠狀病毒（SARS-CoV）和中東呼吸系統綜合症冠狀病毒（MERS-CoV）屬於 Beta 冠狀病毒屬，是可引起人類嚴重呼吸系統疾病的人畜共患病毒。

武漢市爆發的病毒性肺炎與華南海鮮批發市場的暴露有關，表明可能存在人畜共患病。

為了確定可能的病毒庫，該研究基於新發現的冠狀病毒 2019-nCoV 的現有序列，結合不同動物物種之間的相對同義密碼子使用偏好（RSCU）進行了全面的序列分析和比較。

分析結果表明，2019-nCoV 似乎是蝙蝠冠狀病毒與起源未知的冠狀病毒之間的重組病毒。重組發生在病毒突觸糖蛋白內，該蛋白識別細胞表面受體。

此外，該研究結果表明，與其他動物相比，基於蛇的 RSCU 偏差類似，蛇是 2019-nCoV 最有可能是該病感染爆發的最可能的野生動物庫。

綜上所述，該研究結果表明，2019-nCoV5 的突觸糖蛋白內的未知來源的同源重組可能有助於從蛇到人的跨物種傳播。

該研究表明，蛇是造成當前武漢新型冠狀病毒 2019-nCoV 感染爆發的最可能的野生動物庫。

JOURNAL OF
MEDICAL VIROLOGY

RESEARCH ARTICLE

Homologous recombination within the spike glycoprotein of the newly identified coronavirus may boost cross-species transmission from snake to human

Wei Ji, Wei Wang, Xiaofang Zhao, Junjie Zai, Xingguang Li

First published: 22 January 2020 | https://doi.org/10.1002/jmv.25682

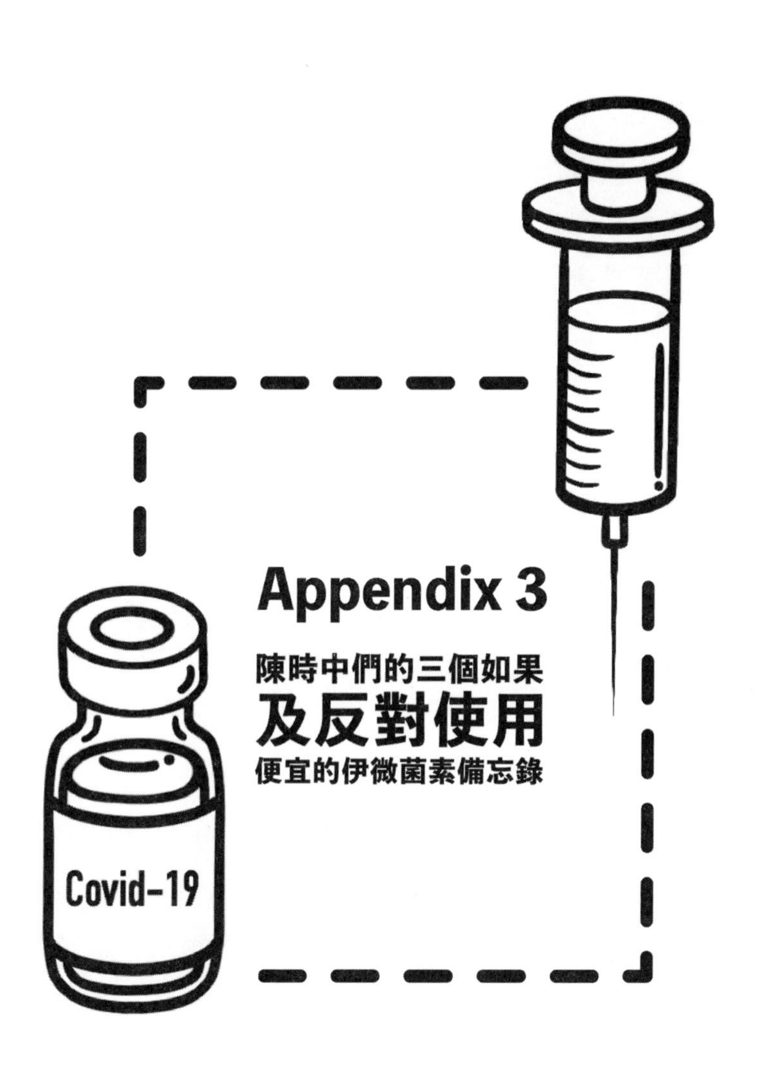

Appendix 3

陳時中們的三個如果及反對使用便宜的伊微菌素備忘錄

陳時中們的 3 個如果

擔任疫情指揮中心指揮官的陳時中，用心防疫不要分心，不要搞愚民（造神）式防疫，不要替高端疫苗護航和圖利快篩家族，能做好 3 個如果，相信會因防疫有功，躺著當選入主臺北市長寶座。不用內閣改組後婉拒當「空軍」的行政院政務委員，而鬱卒跑到日本散心 5 天！更不要花 2,988 萬元高價公帑，請李秉穎的臺灣疫苗推動協會當打疫苗啦啦隊，卻被瞧是「王祿阿仙」！而防疫中心的專家們，也不會被罵成為專門騙人家、專門害死人家！

武漢肺炎蔓延 3 年陳時中們的 3 如果：

1. 如果問高中生：酒醒後如能回憶一下建中（或問現在高中）一年級生物課，曾學過病毒分為 DNA、RNA 兩種。DNA 不會變種可用疫苗預防，如天花一輩子只打一次，終生不用再打。RNA 會變種疫苗無效，因疫苗追不上天靐變的病毒變種快，故要一直打還會染疫，像打 4 劑的拜登總統、蘇貞昌前院長和陳時中自己。

2. 如果問（Google）：既然疫苗無效，可找工讀生動動鍵盤凡事問谷歌（Google），找有沒有可抑制（阻斷）病毒複製？相信馬上可從「維基百科」查到**蛋白酶抑制劑**，再進所屬食藥署資料庫亦可查到核准「絲每妥」（伊維菌素：ivermectin），主要成分就是。且健保署也於2018年納入健保給付，每盒4顆12mg新台幣720元。

3. 如果不要反對用**伊維菌素**：2021年6月12日良醫陳昌明前院長，舉印度用**伊維菌素**防疫有成為例，公開請防疫中心仿照，6月14日即被張上淳反對。9月15日台大癌症中心副院長王明鉅臉書PO文：**伊維菌素**在印度奇蹟。11月3日又被莊人祥狠打臉「為什麼要吃獸藥」？但隔年1月13日疫情指揮中心和輝瑞簽約買「倍拉維」（Paxlovid）2萬份，每人份美金700元，4月10日再加買70萬份。「倍拉維」成份和**伊維菌素**都是：**蛋白酶抑制劑**（印度製學名藥：**伊維菌素**12mg每顆當地價美金0.2元）。

「陳時中們」反對使用便宜的**伊維菌素**備忘錄：

- 2021 年 6 月 9 日台灣之聲：函請總統用**伊維菌素**防疫。
- 2021 年 6 月 12 日關渡醫院前院長陳昌明：公開請用**伊維**
- **菌素**(印度製 12mg 當地販賣每顆美金 0.2 元)防疫。
- 2021 年 6 月 14 日疫情指揮中心專家諮詢小組張上淳：不同意用**伊維菌素**防疫。
- 2021 年 6 月 17 日民報：君清農副教授「衛福部專家諮詢小組的決定經得起檢驗嗎？」。
- 2021 年 7 月 25 日民報：前院長陳昌明「求真求實的科學精神」：淺談**伊維菌素**臨床證據。
- 2021 年 9 月 15 日台大癌症中心副院長王明鉅臉書 PO 文：**伊微菌素**在印度奇蹟。
- 台大醫搶買**伊維菌素**(健保給付藥一絲每妥)治新冠？

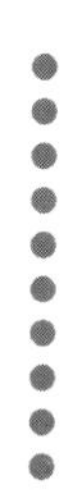

- 2021 年 11 月 3 日莊人祥狠打臉「為什麼要吃獸藥」？

- 2021 年 11 月 9 日台大王明鉅醫師再 PO 文：印度疫情大
- 爆發靠這藥確診數狂降，抗疫成果驚人。

- 2022 年 1 月 13 日疫情指揮中心：簽約買輝瑞「倍拉維」2 萬份，每人份美金 700 元，4 月 10 日再加買 70 萬份。

「倍拉維」成份和**伊微菌素**都是：**蛋白酶抑制劑**。

(資料提供：台灣之聲網路廣播電台負責人許榮棋)

新冠病毒疫苗世紀大騙局

真相與自保之道首部曲

新冠病毒疫苗世紀大騙局真相與自保之道
. 首部曲/江晃榮著. -- 臺北市 : 江晃榮,
2023.03 面； 公分

ISBN 978-626-01-1055-0(平裝)

1.CST: 疫苗 2.CST: 冠狀病毒

418.293 112001692

書名：新冠病毒疫苗世紀大騙局真相與自保之道首部曲
作者：江晃榮
總編輯：Sayuri
出版者：江晃榮
通訊處：11699台北郵箱75-011
E-mail：chiang217996@gmail.com
電話：0980950394
中華郵政帳戶：700-0001756-0632801
出版日期：2023年3月

初版四刷：2024年7月
ISBN：978-626-01-1055-0
定價：NT$450

(每一本含運費450元，郵局轉帳後，手機簡訊告知寄書地址、姓名)